Qixue Yitiao Baibingxiao

让你不体虚、不疲劳、不衰老

气血一调
百病消

王强虎◎著

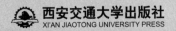

西安交通大学出版社
XI'AN JIAOTONG UNIVERSITY PRESS

图书在版编目（CIP）数据

气血一调百病消 / 王强虎著. —西安：西安交通
大学出版社，2016.11（2018.7重印）
　ISBN 978-7-5605-9191-9

　Ⅰ.①气… Ⅱ.①王… Ⅲ.①补气（中医）②补血
Ⅳ.①R243②R254.2

中国版本图书馆CIP数据核字（2016）第288108号

书　　名	气血一调百病消
著　　者	王强虎
责任编辑	张沛烨

出版发行　西安交通大学出版社
　　　　　（西安市兴庆南路10号　邮政编码710049）
网　　址　http://www.xjtupress.com
电　　话　（029）82668805　82668502（医学分社）
　　　　　（029）82668315　（总编办）
传　　真　（029）82668280
印　　刷　北京柯蓝博泰印务有限公司

开　　本	880mm×1280mm　1/32	印张　7.25	字数　161千字

版次印次　2017年6月第1版　　2018年7月第2次印刷
书　　号　ISBN 978-7-5605-9191-9/R·1474
定　　价　39.80元

读者购书、书店添货、如发现印装质量问题，请通过以下方式联系、调换。
订购热线：（029）82665248　82665249
投稿热线：（029）82668805
读者信箱：medpress@126.com

前 言 | PREFACES...

　　中医认为人之生以气血为本，人之病无不伤及气血。也就是说"气""血"是我们健康的根本，气血充盈，则人健康、长寿；气血亏虚，则人会经常出现所谓亚健康的症状，甚至疾病缠身。所以，中医有句名言，叫"治病之要诀，在明气血"（摘自清·王清任《医林改错》）。

　　人体是靠气血在供养，气行则血行，气滞则血瘀。气血充足且运行通畅，人就百病不生。"气血"是构成和维持人体生命活动的基本物质，人体的五脏六腑、骨骼经络，乃至毛发、皮肤都必须依赖气血的滋养，没有气血就没有生命。所以，养生就是要养气血。

　　对于医生来说，调和气血，是根据患者气和血的不足及其各自功能的异常，以及气血互用的功能失常等病理变化，采取"泻其有余，补其不足"的原则，使气顺血和，气血协调。这也是中医治疗疾病的重要原则，适于气血失调之候。

　　对于普通大众来说，为什么有的人面色红润、光彩照人，而有的人却是灰头灰脸，头发干枯没有光泽，皮肤粗糙，痤疮暗斑丛生？为什么有人在冬季手脚冰凉，甚至夏天也手脚冰凉呢？其实这些都可能与气血失调有关，中医理论认为这是气虚、气滞、阳气不足的反应，需要疏通经络，活血化瘀，改善血液循环和新陈代谢。

中医认为气血运行不畅，就像下水道堵塞，日积月累，器官就会发生病变。高脂血症、脂肪肝、肥胖等多种疾病是怎么形成的？其实说穿了就是气滞血瘀，造成经络堵塞，导致脏腑功能的紊乱。体内垃圾代谢不出去，沉积在血管就是高脂血症，沉积在肝脏就是脂肪肝，沉积在皮肤表面就是肥胖病，如此等等。

所以，本书从中医"气""血"基本理论出发，分别详细地介绍了中医的气血理论，调理滋补气血的方法，以及普通人如何在生活中用中药、饮食、艾灸等方法加以调理和纠偏。书中介绍的方法实用而具体，适用于所有需要调养气血养生的人群。此外，书中还列举了一些由于气血不调导致的疾病及其治疗的验案供读者参考。

本书内容通俗易懂，方法简明实用，养生保健与治病效果确切，适于广大群众，特别是气血虚弱的中老年朋友阅读参考。愿读者在理解气血理论的同时，不知不觉中建立一种健康的生活方式。

人以气血为根本，气血足则容颜焕发，青春长驻，希望本书能给读者带来健康。

2017年春

作者于古城西安

目录 | CONTENTS...

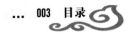

人体经穴图

手太阴肺经经穴

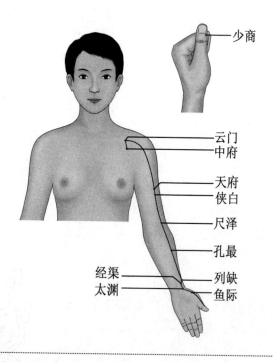

少商

云门
中府

天府
侠白

尺泽

孔最

经渠
太渊

列缺
鱼际

【循行】起于中焦胃部，属肺，下络大肠，联系胃及肺系，从肺系出来后，外行线起于侧胸上部，循行于上肢内侧前缘，入寸口，沿大鱼际边缘出于大指内侧端。其分支从腕后分出，止于食指内侧端。

【主治】咳嗽、喘息、咽痛等肺系疾病，以及经脉循行部位的其他局部病症。

手少阴心经经穴

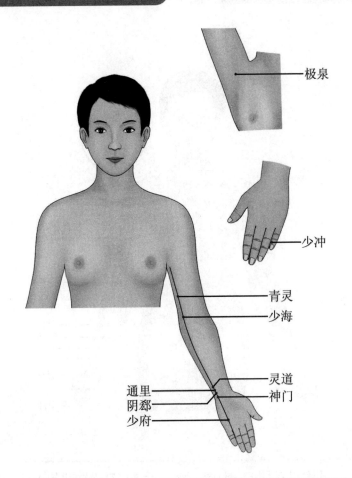

极泉

少冲

青灵

少海

灵道

通里

阴郄

少府

神门

【循行】起于心中，联系心、肺、咽、目系，属心，络小肠，从腋下迁出，沿手臂内侧后缘前行至掌后豌豆骨，进入掌内，止于小指桡侧端。

【主治】心、胸、神志病症以及经脉循行部位的其他局部病症。

手厥阴心包经经穴

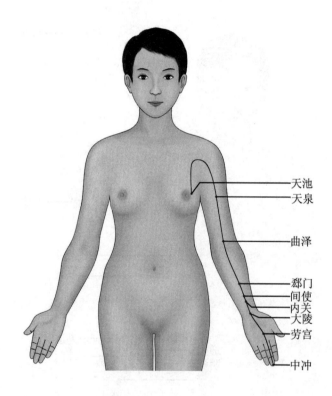

天池
天泉

曲泽

郄门
间使
内关
大陵
劳宫

中冲

【循行】起于胸中，属心包，下膈，络三焦；支脉从胸中出胁部，沿手臂内侧面的中间部循行，入掌中出于中指桡侧末端；掌中分支止于无名指末端。

【主治】心、心包、胸、胃、神志病以及经脉循行部位的其他局部病症。

手太阳小肠经经穴

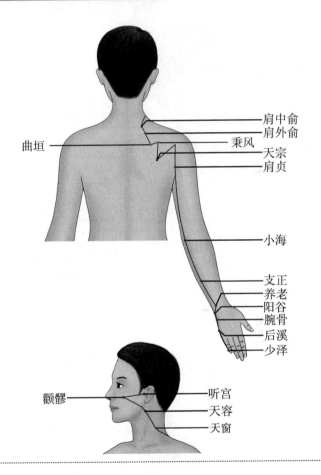

肩中俞
肩外俞
秉风
天宗
肩贞

曲垣

小海

支正
养老
阳谷
腕骨
后溪
少泽

颧髎

听宫
天容
天窗

【循行】手太阳小肠经起于小指尺侧端，沿上肢外侧后缘上行，绕行肩胛部，内行线从缺盆进入，络心，属小肠，联系胃、咽；上行线从缺盆上行，经面颊到外眼角、耳中，分支从面颊到鼻，继续上行至内眼角。

【主治】头面五官病、热病、神志病以及经脉循行部位的其他局部病症。

手阳明大肠经经穴

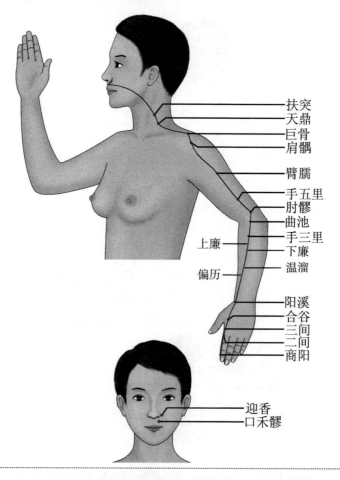

扶突
天鼎
巨骨
肩髃

臂臑

手五里
肘髎
曲池
手三里
下廉
温溜

阳溪
合谷
三间
二间
商阳

上廉

偏历

迎香
口禾髎

【循行】起于食指桡侧端，沿手臂外侧前缘循行至肩峰部前缘，下入缺盆，络肺，属大肠，从缺盆向上走行，经颈部进入下齿槽，过人中沟，止于对侧鼻旁边。

【主治】头面五官病、皮肤病、热病、肠胃病、神志病以及经脉循行部位的其他局部病症。

手少阳三焦经经穴

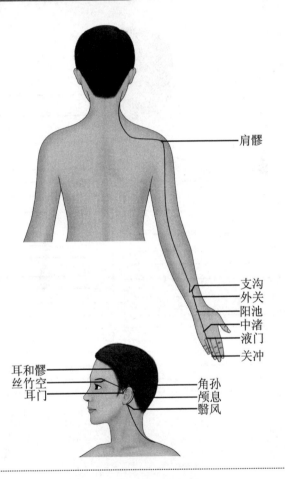

肩髎

支沟
外关
阳池
中渚
液门
关冲

耳和髎
丝竹空
耳门

角孙
颅息
翳风

【循行】起于无名指末端，沿着小指、无名指之间上行，沿手臂外侧中间部上行，过肩，经颈部上行联系耳后，从耳上方向下联系面颊、眼下；体腔支从缺盆进入，分布于胸中，联络心包、膻中、三焦等。

【主治】头面五官病、咽喉病、胸胁病、热病以及经脉循行部位的其他局部病症。

足太阳膀胱经经穴 ①

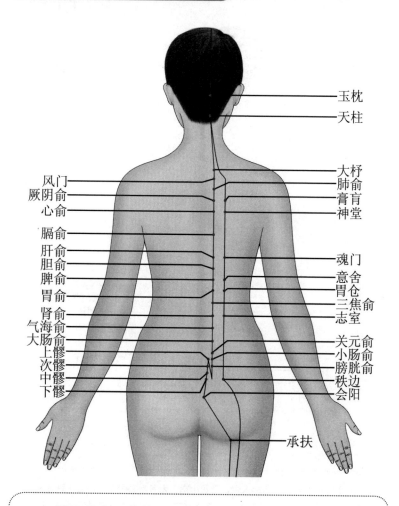

玉枕
天柱

大杼
肺俞
膏肓
神堂

风门
厥阴俞
心俞

膈俞
肝俞
胆俞
脾俞
胃俞

魂门
意舍
胃仓
三焦俞
志室

肾俞
气海俞
大肠俞
上髎
次髎
中髎
下髎

关元俞
小肠俞
膀胱俞
秩边
会阳

承扶

【循行】起于内眼角，上行至额部，交会于头顶，入里络脑；主支从头顶向下至枕部，沿着脊柱两侧下行一直通过臀部，属膀胱络肾，止于腘窝；另一支从枕部分出，沿着腰背部主干线外侧循行至腘窝；二者相合后沿着小腿后侧循行，经外踝，止于小趾外侧端。

足太阳膀胱经经穴 ②

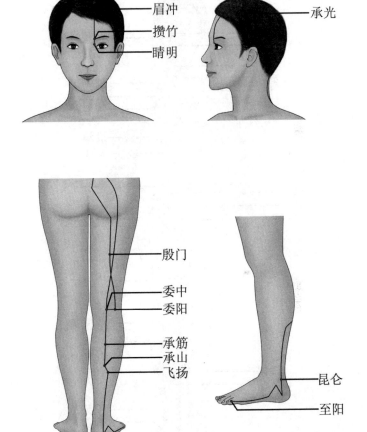

眉冲
攒竹
睛明

承光

殷门

委中
委阳

承筋
承山
飞扬

昆仑
至阳

【主治】头面五官病，颈、背、腰、下肢病，神志病，经脉循行部位的局部病症以及背部两条侧线的背俞穴所相应的脏腑及有关组织器官的疾病。

足阳明胃经经穴 ①

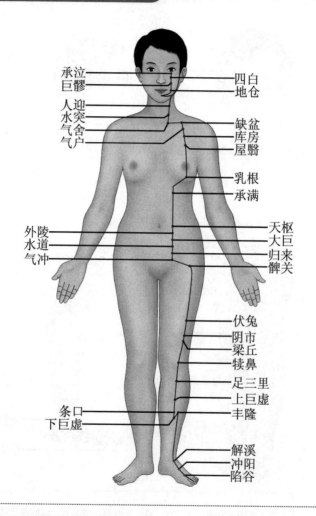

承泣
巨髎

人迎
水突
气舍
气户

外陵
水道
气冲

条口
下巨虚

四白
地仓

缺盆
库房
屋翳

乳根
承满

天枢
大巨
归来
髀关

伏兔
阴市
梁丘
犊鼻

足三里
上巨虚
丰隆

解溪
冲阳
陷谷

【循行】起于鼻旁，沿鼻翼外侧下行入上齿槽中，环绕口唇，在下交会于颏唇沟，沿着下颌角走行上耳前，止于两侧额角；主干线从颈部下到胸部，内行部分入缺盆，属胃络脾；外行部分沿胸腹第2侧线下行，至腹

足阳明胃经经穴 ②

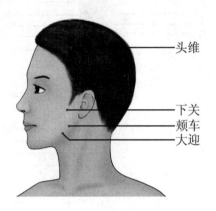

头维

下关
颊车
大迎

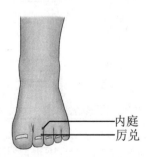

内庭
厉兑

股沟处，沿下肢外侧前缘下行，止于第2趾外侧端，其分支从膝下3寸和足背分出，分别到中趾和足大趾。

【主治】胃肠病、头面五官病、神志病、皮肤病、热病以及经脉循行部位的其他局部病症。

足少阳胆经经穴

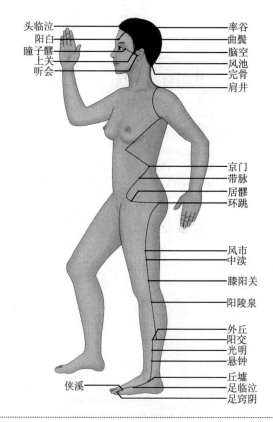

头临泣
阳白
瞳子髎
上关
听会

率谷
曲鬓
脑空
风池
完骨
肩井

京门
带脉
居髎
环跳

风市
中渎
膝阳关
阳陵泉
外丘
阳交
光明
悬钟
丘墟
侠溪
足临泣
足窍阴

【循行】起于外眼角，上行至额角，再折下绕耳后，从颈旁至肩入缺盆；耳部支脉从耳后入耳中，至耳前再至外眼角；另一支脉从外眼角下行，经颊部、颧部至缺盆与前支会合；内行支入胸中，过膈，联系肝胆，经胁里，出于腹股沟动脉处；躯干主支从缺盆行至腋下，再沿胸侧、季胁部向下会合于髋关节部，再向下沿大腿外侧下行，出外踝前，止于第4趾外侧；背部分支止于足大趾端。

【主治】肝胆病、头侧病、目疾、耳病、咽喉病、胸胁病以及经脉循行部位的其他局部病症。

足太阴脾经经穴

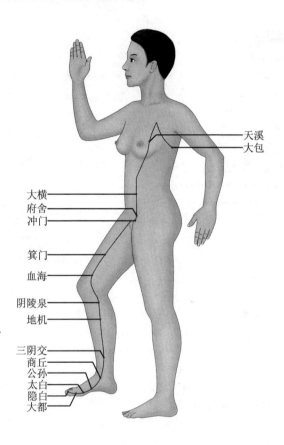

天溪
大包

大横
府舍
冲门

箕门

血海

阴陵泉
地机

三阴交
商丘
公孙
太白
隐白
大都

【循行】起于足大趾，沿小腿内侧中间循行至内踝上8寸后沿内侧前缘上行，经过膝部、股部上行入腹部，属脾络胃，通过横膈，向上过咽喉，止于舌下；分支从胃流注入心中；另一分支分布于胸腹第3侧线，经锁骨下，止于腋下大包穴。

【主治】脾胃病、妇科病、前阴病以及经脉循行部位的其他局部病症。

足少阴肾经经穴

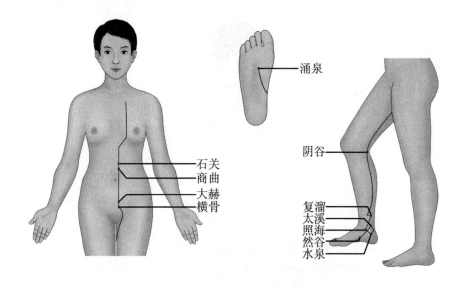

涌泉

石关
商曲
大赫
横骨

阴谷

复溜
太溪
照海
然谷
水泉

【循行】起于足小趾之下，斜走足心，内踝后缘向上，经过脊柱，属肾，络膀胱，从肾部向上过肝、膈，入肺，沿喉咙上行止于舌根旁；分支向上行于腹部前正中线旁开0.5寸，至胸部行于旁开2寸，止于锁骨下；另一分支从肺分出，络心，流注胸中。

【主治】妇科病、前阴病、肾脏病，与肾有关的其他系统疾病以及经脉循行部位的其他局部病症。

足厥阴肝经经穴

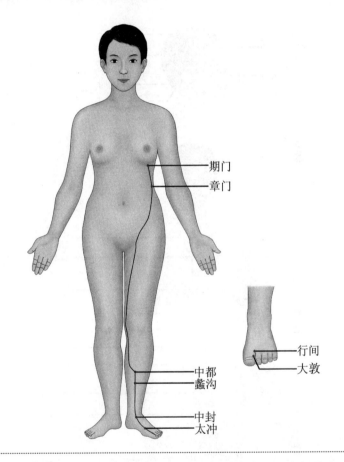

期门
章门

行间
大敦

中都
蠡沟

中封
太冲

【循行】起于足大趾外侧端，向上沿足背内侧至内踝上8寸处后上行
于大腿内侧，联系阴部，上行联系胃、肝、胆、膈、胁肋，沿咽喉上行，
连接目系，上行出于额部与督脉交会；目系支脉下行环绕唇内；肝部支脉
从肝分出，通过横膈，向上流注于肺。

【主治】肝胆病、脾胃病、妇科病、少腹病、前阴病以及经脉循行部
位的其他局部病症。

督脉经穴

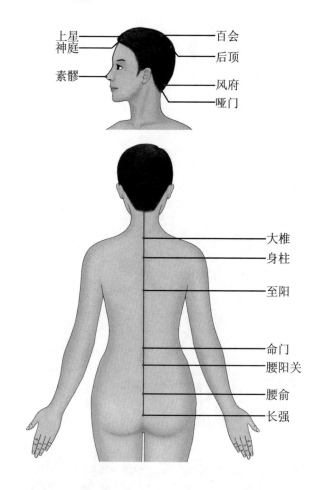

上星　神庭　素髎　百会　后顶　风府　哑门

大椎　身柱　至阳　命门　腰阳关　腰俞　长强

【循行】起于小腹，出于会阴部，向上沿背部正中线上行，至项后风府入脑，并继续上行至巅顶，沿前额下行止于上唇内齿龈部。

【主治】神志病、热病，腰、背、头项等局部病症及相应的内脏病症。

任脉经穴

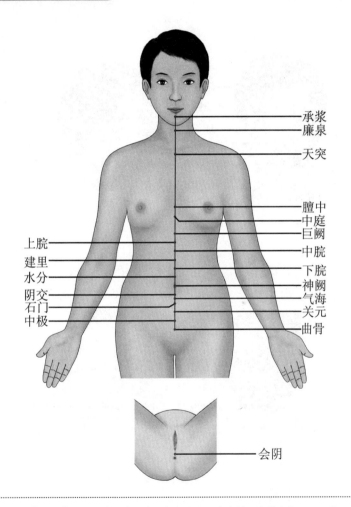

承浆
廉泉

天突

膻中
中庭
巨阙
中脘
下脘
神阙
气海
关元
曲骨

上脘
建里
水分
阴交
石门
中极

会阴

【循行】起于小腹，出于会阴部，向上沿腹内前正中线上行，至咽喉部，再上行环绕口唇，经过面部到达眼下部中央。

【主治】少腹（小腹）、脐腹、胃脘、胸、颈、咽喉、头面等局部病症及相应的内脏病症。

经外奇穴 ①

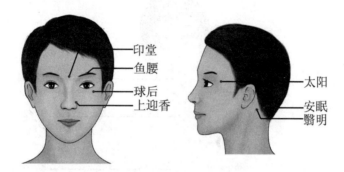

印堂
鱼腰
球后
上迎香

太阳
安眠
翳明

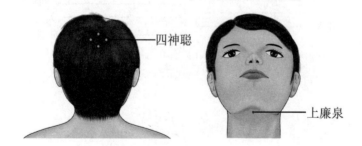

四神聪

上廉泉

经外奇穴 ②

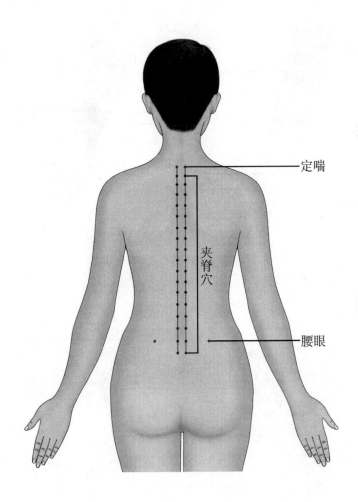

定喘

夹脊穴

腰眼

经外奇穴 ③

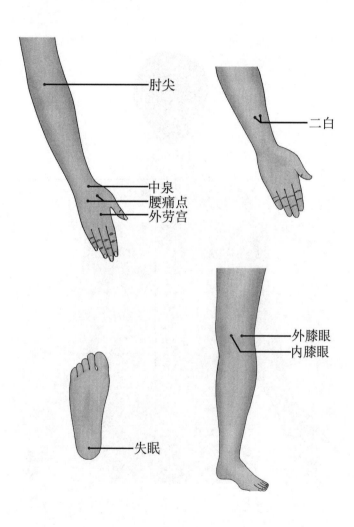

肘尖

二白

中泉
腰痛点
外劳宫

外膝眼
内膝眼

失眠

经外奇穴 ④

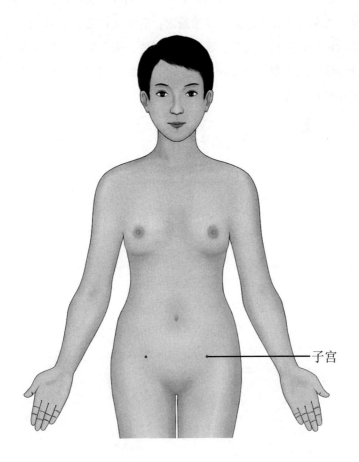

子宫

在十四经穴之外具有固定名称、位置和主治作用的腧穴,简称奇穴。"奇"是相对于"常"而言的,即以十四经经穴为常,它是指既有定名,又有定位,临床用之有效,但尚未纳入十四经系统的腧穴。经外奇穴分布比较分散,但与经络仍有密切联系,如印堂与督脉,太阳与三焦等。其中少数腧穴,后来又补充到十四经穴,如督脉的阳关、中枢、灵台,膀胱经的眉冲、膏肓俞、厥阴俞等。随着针灸学术的发展,现代的一些新穴,诸如阑尾穴、球后穴等,亦入经外奇穴之列。

第一章

生命的动力：气血

❧ 什么是"气"?

气,属于古代的一种自然观。早在春秋战国时期的唯物主义哲学家认为,"气"是构成世界的最基本物质,宇宙间的一切事物都是由气的运动变化产生的。这种"气"为万物之本的朴素唯物观渗透到医学领域后,逐渐形成了医学中气的基本概念。

医学中的气,是指构成人体和维持人体生命活动的、具有很强活力的精微物质。气既是人体的重要组成部分,又是激发和调控人体生命活动的动力源泉,还是感受和传递各种生命信息的载体。

气是构成人体的最基本物质。人的形质躯体,是以气为最基本物质聚合而形成的。人是"天地之气"的产物。

气又是维持人的生命活动的最基本物质。人体诸多生命活动的正常进行均以气为物质基础,诸如肺所吸入的自然界清气,脾胃运化的水谷精气,都是对生命活动至关重要的基本物质。

综上所述,气是存在于人体内的至精至微的生命物质,是生命活动的重要物质基础。人生所赖,唯气而已。气聚则生,气散则死。所以说,气是构成人体和维持人体生命活动的最基本物质。

❧ "气"来自何方?

人体的气,来源于禀受父母的先天之精、饮食物中的营养物质(即水谷之精气)和存在于自然界的清气,通过肺、脾、胃和肾等脏腑的综合作用，将三者结合而成。

先天之精气，先身而生，来源于父母生殖之精，是构成生命形体的物质基础，是人体气的重要组成部分，依赖于肾藏精气的生理功能才能充分发挥其生理效应。

水谷之精，又称谷气，是人赖以生存的基本物质。胃为水谷之海，人摄取饮食物之后，经过胃的腐熟，脾的运化，将饮食物中的营养成分化生为能被人体利用的水谷精微，输布于全身，滋养脏腑，化生气血，成为人体生命活动的主要物质。存在于自然界的清气，又称天气，依赖肺的呼吸功能而进入人体，并同体内之气在肺内不断地交换，吐故纳新，参与人体气的生成。因此，气的生成与先天禀赋、后天饮食营养，以及自然环境等因素有关，是肾、脾、胃、肺等脏腑综合作用的结果。

肺能生成宗气。自然界的清气通过肺的呼吸运动进入人体，与脾胃所运化的水谷精气，在肺的气化作用下生成宗气，聚积于胸中的上气海（膻中）。

在气的生成过程中，脾胃的运化功能是不可忽视的。人在出生后，依赖脾胃的受纳和运化功能，对饮食物进行消化、吸收，把其中营养物质化为水谷精气，维持生命活动；另外先天之精气必须依赖于水谷精气的充养，才能发挥其生理效应。

肾主藏先天之精气和后天之精气。先天之精气是构成人体的原始物质，为生命的基础。

后天之精气，主要来源于自然界的清气和谷气，化生于肺和脾、胃，灌溉五脏六腑，供给脏腑代谢之消耗，剩余部分藏于肾，与先天之精共称为肾中精气。

总之，人体气生成的基本条件有二：一是物质来源丰富，即先

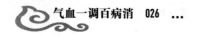

天精气、水谷精气和自然界清气供应充足；二是肺、脾、胃、肾等脏腑的生理功能正常。

〜 "气"的作用

气对于人体具有十分重要的生理功能，主要有以下几个方面。

（1）推动作用：能推动血液的生成、运行，以及津液的生成、输布和排泄。

气是活力很强的精微物质，能促进人体的生长、发育，激发和推动各脏腑、经络等组织器官的生理活动；能推动血液的生成、运行，以及津液的生成、输布和排泄等。如元气能促进人体的生长发育，激发和推动各脏腑的生理活动；气行则血行，气行则水行，所以人体的血液循行和水液代谢也都赖气之推动而完成，如心气推动血行，肺气推动津液输布等。当气的推动作用减弱时，可影响人体的生长、发育，导致发育迟缓，或早衰，亦可使脏腑、经络等组织器官的生理活动减退，出现血液和津液的运行迟缓，输布、排泄障碍等病理变化。

（2）温煦作用：气是人体热量的来源。

气的温煦作用是指气通过运动变化能够产生热量，温煦人体。即是说气是人体热量的来源，依靠气的温煦来维持相应的体温；各脏腑、经络等组织器官，也要在气的温煦下才能进行正常的生理活动；血和津液等液态物质，需要有相应的体温，才能确保正常的循环运行，故有"血得温而行，遇寒而凝"之说。如果气的温煦作用失常，不仅出现畏寒喜热、四肢不温、体温低下、血和津液运行迟缓等寒象；还可因某些原因，引起气聚而不散，郁而化热，出现恶热喜冷、发热等热象。

（3）防御作用：指气有护卫肌肤，抗御邪气的功能。

气一方面可以抵御外邪的入侵，另一方面还可驱邪外出。所以气的防御功能正常时，邪气不易侵入，或虽有邪气侵入，但不易发病，即使发病，也易于治愈。气的防御功能减弱时，机体抵御邪气的能力就要下降，不但易染疾病，而且患病后也难以痊愈。"邪之所凑，其气必虚"。气的防御作用还体现在病后脏腑组织的自我修复。所以气的防御功能与疾病的发生、发展、转归都有着密切的关系。

（4）固摄作用：防止血、津液流失。

气的固摄作用主要是指气对血、津液等液态物质具有固护统摄和控制，防止其无故流失的功能。具体表现在以下四个方面：一是固摄血液，可使血液循脉而行，防止其逸出脉外；二是控制汗液、尿液、唾液、胃液、肠液的分泌、排出量，以防止其无故流失；三是固摄精液，防止精液妄泄；四可固摄冲任。若气的固摄作用减弱，则可导致体内液态物质大量流失，如气不摄血，可致各种出血；气不摄津，可致自汗、多尿或小便失禁、流涎、泛吐清水、泄泻滑脱；气不固精，可出现遗精、滑精和早泄；气虚而冲任不固，可出现小产、滑胎等病症。

气的固摄作用与推动作用是相反相成的两个方面。气既能推动血液的运行和津液的输布、排泄，使其保持应有的流速，又可固摄体内的液态物质，防止其无故流失。由于这两个方面作用的相互协调，构成了气对体内液态物质的运行、分泌、排泄的双向调控，这是维持人体血液的正常循行和水液代谢必不可少的重要环节。

（5）气化作用：促进精、气、血、津液各自的新陈代谢及其相互转化。

气化是指通过气的运动而产生的各种变化，具体而言指气具有促进精、气、血、津液各自的新陈代谢及其相互转化的功能。例如气、血、津液的生成，都需要将饮食物转化成水谷精气，然后再化生成气、血、津液等；津液经过代谢，转化成汗液和尿液；饮食经过消化和吸收后，其残渣转化成糟粕等，都是气化作用的具体表现。人体的气化运动存在于生命过程的始终，气化就是体内物质的新陈代谢、物质的转化和能量的转换，是生命活动的基本方式，因此没有气化活动就没有生命过程。如果气化功能失常，即可影响气、血、津液的新陈代谢，影响饮食物的消化吸收，影响汗液、尿液和粪便等的排泄，从而形成各种代谢异常的病变。因此，气化理论是中医学对体内复杂的物质代谢过程的基本认识。

（6）营养作用：为各脏腑器官提供必需的营养成分。

人体之气分布于全身各脏腑组织中，为各脏腑器官提供必需的营养成分。具有营养作用的气主要来自两部分：一部分是源于饮食物所化生的水谷精气，尤其是其中的营气。另一部分是经肺吸入的自然界新鲜空气。在气虚不足，营养作用减退时，可导致各组织器官因营养不良而机能减弱的种种病症。

此外，气具有感应传导信息以维系机体整体联系的中介作用。气充斥于人体各个脏腑组织间，人体内各种生命信息，都可以通过气的运动来感应和传递，从而实现了人体各脏腑组织之间的密切联系。

上述气的推动、温煦、防御、固摄、气化、营养及中介等功能虽然各不相同，但在人体生命活动中缺一不可，它们互相促进，彼此协调配合，共同维持着正常的生命活动。

❧ "气"的运动方式

人体的气是不断运动着的具有很强活力的精微物质。它布散于全身各脏腑、经络等组织器官之中，无处不到，时刻发挥着推动、气化、营养等多种作用，从而产生和维持各种生命活动。气的运动一旦停止，生命活动也随之终止。

升、降、出、入是气运动的基本形式，是宇宙万物运动的普遍规律。人体气的运动，也毫无例外地遵循着升、降、出、入这一基本规律和形式。

人体之气运动的升与降、出与入是对立统一的矛盾运动，相互之间互相促进，又相互制约，保持着协调状态。只有如此，人体之气才能正常运行，各脏腑组织才能发挥正常生理功能。气机正常，也就是气的运行畅通协调，升降出入和谐平衡，通常称之为"气机调畅"。如果气机失常，也就是气的运行受阻，或升降出入关系紊乱，便称之为"气机失调"。"气机失调"常有气滞（指气的运行不畅，或在局部发生阻滞不通）、气逆（指气的上升太过，或者下行不及，或横行逆乱）、气陷（指气的上升不及或下行太过）、气脱（指气不能内守而突然大量外逸）、气闭（指气不能外达而郁闭于内）等病理状态。

小贴士

气机，是指气的运动。"机"，即事物的关键。之所以把气的运动称为"气机"，是因为气只有在运动之中才能体现其存在，发挥其效能，所以"运动"才是气存在的关键。

气的运动与五脏六腑的关系

气的升、降、出、入运动，是人体生命活动的根本方式，是脏腑活动的基本特征，故脏腑组织的功能体现着气机活动。人体各脏腑组织之间的气机活动，共处于升与降、出与入的对立统一矛盾运动之中，共同完成整个机体的新陈代谢，保障生命活动的物质基础不断地自我更新。既不断地从外界摄取食物，通过气化作用，升清降浊，摄取其精微而充养自身；同时又将代谢产物排出体外，以维持物质代谢和能量转换的动态平衡。因此，脏腑气机升降运动的这种动态平衡是维持正常生命活动的关键，气的升、降、出、入运动，是维持机体生命活动的必要条件。只有升、降、出、入运动正常，才能确保生理活动的正常进行，若有失常，轻则为病，重则危及生命。

中医说的人体的"气"有多少种

人体的气是多种多样的，由于其生成来源、分布部位和功能特点不同，而有许多不同的名称，主要有元气、宗气、营气和卫气四种。

1.元气：人体生命活动的原动力

元气，又名"原气""真气"，是人体最基本、最重要的气，是人体生命活动的原动力。

元气是由肾所藏的先天精气化生，依赖脾胃运化水谷精气的充养和培育。所以元气的盛衰，既取决于先天禀赋，又与后天脾胃运化水谷精气的功能密切相关。元气根源于肾，通过三焦而布散全身，内达五脏六腑，外达肌肤腠理，无处不到，以发挥其生理功能。

元气的主要功能，一是促进人体的生长发育和生殖，二是激发和推动脏腑、经络等组织器官的生理功能活动。所以说元气为人体生命活动的原动力，是维持生命活动的最基本物质。元气充沛，则各脏腑、经络等组织器官的功能旺盛，机体强健而少病。若因先天禀赋不足，或后天失调，或久病损耗，导致元气的生成不足或耗损太过时，就会导致元气虚衰而产生种种虚性的病变。

2.宗气：推动血气的运行

宗气是积于胸中之气。宗气在胸中积聚之处，称作"气海"，又称"膻中"。宗气是肺吸入的自然界清气和饮食物中的水谷精气在肺的气化作用下生成的。因此，肺和脾胃的功能正常与否，直接影响着宗气的盛衰。宗气积聚于胸中，贯注于心肺。其向上出于肺，循喉咙而走息道；向下注于丹田（下气海），并注入足阳明之气街而下行于足。其贯入心者，经心脏入脉，在脉中推动血气的运行。

宗气主要有三个方面的功能：一是走息道以行呼吸，呼吸的强弱与宗气的盛衰有关；二是贯心脉以行气血，凡气血的运行、心搏的强弱及其节律等，皆与宗气的盛衰有关；三是与人的视、听、言、动等相关。

3.营气：营养全身，化生血液

营气是与血共行于脉中的气。营气富于营养，故又称"荣气"。营与血关系极为密切，可分而不可离，故常常以"营血"并称。营气与卫气相对而言，属性为阴，故又称营阴。

营气主要来自脾胃运化的水谷精气，由水谷精气中的精华部分所化生。营气分布于血脉之中，作为血液的组成部分而循脉上下，贯五脏络六腑，营运于全身。营气的主要生理功能有两个方面：一是营养全身，二是化生血液。水谷精微中的精专部分是营气的主要成分，是脏腑、经络等生理活动所必需的营养物质，同时又是血液的组成部分。

4.卫气：温养脏腑，护卫肌表

卫气是运行于脉外之气。卫气与营气相对而言，属性为阳，故又称为"卫阳"。卫气同营气都来自于脾胃化生的水谷精气，是水谷精气中性质慓悍、运行滑利、反应迅速的部分。

卫气产生于中焦，借助肺气的宣发作用而行于脉外，布散于全身。卫气在全身的循行有三种方式：一是在脉外与营气同步相谐运行，协调平衡，"营卫和调"即是指此；二是白昼布散于阳分、肌表，夜间入于内脏、阴分；三是根据机体生理需要而散行全身。

卫气的生理功能主要有四方面：一是护卫肌表，防御外邪。肌肤腠理是机体抗御外邪的屏障，卫气温养肌肤腠理，司汗孔之开合，使皮肤柔润，肌肉壮实，腠理致密，构成抵抗外邪入侵的防线，使外邪不能侵入机体。二是温养脏腑、肌肉、皮毛等。在正常状态下，体温相对恒定，是维持机体正常生命活动的重要条件之一，卫气是产生热量的主要来源，体温的维持，有赖于卫气的温煦作用。三是开合汗孔，调节体温。卫气司汗孔之开合，调节汗液的排泄，能维持体温的相对恒定，调和气血，从而维持机体内外环境的阴阳平衡。四是影响睡眠。卫气的运行与睡眠活动有关，当卫气行于内脏时，人便入睡；当卫气出于体表时，人便醒寤。

小贴士

营气与卫气同源而异流，均以水谷精气为其主要的生成来源，皆出入脏腑，流布经络，但在性质、分布和功能上又有区别。营气，其性柔顺精粹，主内守而属阴，具有营养周身，化生血液之功。卫气，其性慄疾滑利，主外卫而属阳，具有温养脏腑，护卫肌表之能。一般而言，营行脉中，卫行脉外。但是营中有卫，卫中有营。营卫之气的运行，阴阳相随，外内相贯，并行不悖。分而言之则营卫不同道，合而言之则营卫同一气。二者之间的运行必须协调，不失其常，才能维持腠理的开合、体温的恒定、"昼精而夜寐"，以及正常的防御外邪能力。若营卫不和，可出现恶寒发热、无汗或多汗、"昼不精而夜不瞑"，以及抗御外邪能力低下等病症。

人体的气除了上述最重要的四种气之外，还有"脏腑之气""经络之气"等。所谓"脏腑之气"和"经络之气"，实际上都是元气所派生的，是元气分布于某一脏腑或某一经络，而成为该脏腑或该经络的气，是构成各脏腑、经络的最基本物质，又是推动和维持各脏腑、经络进行生理活动的物质基础。

"气"在中医学里有多种涵义，例如把机体从饮食物中吸取的营养物质，称作"水谷精气""谷气"；把致病因素，称作"邪气"；把体内不正常的水液，称作"水气"；把中药的寒、热、温、凉四种性质和作用，称作"四气"等。但不外乎有哲学概念的气、医学概念的气，以及生活常识的气三方面的内涵。

❧ 人体气虚可出现在任何脏腑组织

气不足，又称气虚，是指在疾病过程中，气的生化不足或耗散太过而致气的亏损，从而使脏腑组织功能活动减退，抗病能力下降的病理状态。气不足的形成多因先天禀赋不足，元气衰少；或后天失养，生化不足；或久病劳损，耗气过多；或脾、肺、肾等脏腑的功能失调，以致气的生成减少。

由于气具有推动、固摄、气化等作用，所以气不足的病变，常表现为推动无力、固摄失职、气化不足等异常改变，如精神疲乏、全身乏力、自汗出、易于感冒等。气不足的进一步发展，还可导致精、血、津液的生成不足，运行迟缓，或失于固摄而流失等。气不足病变，可出现在任何脏腑组织器官，由于各脏腑组织的生理功能和特性不同，其气不足的病理表现也各有区别。如脾气虚则运化无力，可见食少便溏、全身消瘦、四肢无力等症；肺气虚，则呼吸功能减退，无力宣降，可见声低懒言、动则气喘等症。

小贴士

气的失常主要包括两个方面：一是气的不足，功能减退，称为"气虚"；二是气的运动失常，如气滞、气逆、气陷、气闭、气脱等，称为"气机失调"。

❧ 人体"气"的运动失常面面观

气机失调是指在疾病过程中，由于致病邪气的干扰，或脏腑功能失调，导致气的升降出入运动失常所引起的病理变化。气在人体内不断地运动，升降出入是气运动的基本形式。人体各脏腑组织的功能活动，以及精、气、血、津液之间的相互关系，无不依赖于气的升降出入运动以维持其相对的平衡协调。同时气的运动又是在脏腑组织的共同配合下进行的，如脾胃的升清与降浊，肺的宣发与肃降，肝气的升发与疏泄，心肾的阴阳相交、水火既济等，都是气的升降出入运动的具体体现；所以气的运动和升降出入的正常与否，不但影响着精、气、血、津液的运行，而且影响着脏腑经络等组织器官的功能活动；反之精、气、血、津液的运行是否协调，脏腑经络组织器官的功能正常与否，亦能影响气机的运动。气机失调可以概括为气滞、气逆、气陷、气闭、气脱五个方面。

1.气滞：局部或全身的气机不畅或阻滞所致

气滞是指气运行不畅而郁滞的病理状态。主要是由于情志郁结不舒，或痰湿、食积、瘀血等有形实邪阻滞，或因外邪困阻气机，或因脏腑功能障碍，影响气的正常流通，引起局部或全身的气机不畅或阻滞所致。脏腑之中，由于肝升肺降、脾升胃降，在调整全身气机中起着极其重要的作用，因此气滞不仅见于肺气壅滞、肝郁气滞、脾胃气滞，而且肺、肝、脾、胃等脏腑的功能障碍，也能形成气滞病变。不同部位的气机阻滞，其具体病机和表现各不相同，如外邪犯肺，则肺失宣降，上焦气机壅滞，多见喘咳胸闷；饮食所伤，胃肠气滞，则通降失职，多见腹胀而痛，时轻时重，得矢气、嗳气则舒等。但气机郁滞不畅是其共同的病机特点，因此闷、胀、痛是气滞病变最常见的表现。

由于气能推动精、血和津液的运行，所以气滞不畅病变的发展，可以引起精行不畅而精淤，血行不畅而血瘀，也可进一步引起津液代谢障碍，而成痰饮、水肿；此外气滞日久，还可郁而化火等。

2.气逆：多由情志所伤

气逆是指气的升降运动失常，当降者降之不及，当升者升之太过，以致气逆于上的病理状态。多由情志所伤，或因饮食寒温不适，或因外邪侵犯，或因痰浊壅滞所致。气逆病变以肺、胃、肝等脏腑最为多见，如外邪犯肺，或痰浊阻肺，可致肺失肃降而气机上逆，出现咳嗽、气喘等症；饮食寒温不适，或饮食积滞不化，可致胃失和降而气机上逆，出现恶心、呕吐、嗳气、呃逆等症；情志所伤，怒则气上，或肝郁化火，可致肝气升动太过，气血冲逆于上，出现面红目赤、头胀头痛、急躁易怒，甚至吐血、昏厥等病症。

气逆于上多以邪实为主，也有因虚而致气机上逆者，如肺虚无力以降，或肾虚不能纳气，都可导致肺气上逆而喘咳；胃气虚弱，无力通降，亦可导致胃气上逆而恶心、呃逆等。

3.气陷：以气的升举无力为主要特征

气陷是在气虚的基础上表现以气的升举无力为主要特征的病理状态，也属于气的升降失常。由于脾胃居于中焦，为气血生化之源，脾气主升，胃气主降，为全身气机升降之枢纽，所以气陷病变与脾胃气虚关系密切，通常称气陷为"中气下陷"或"脾气下陷"，主要是由于久病体虚，或年老体衰，或泄泻日久，或妇女产育过多等，气虚较甚，升举无力所致。

由于气虚下陷病变，突出地表现以清气不升，气不上行和升举无力为气虚下陷的主要特征，所以其病理改变主要有"上气不足"和"中气下陷"两个方面。因脾气亏虚，升清不足，气不上行，无力将水谷之精气充分地上输至头目等，则上气不足，头目失养，常表现为头晕眼花、耳鸣耳聋等。脾虚升举无力，则气机趋下，陷而不举，甚至引起内脏无托而下垂，常表现有小腹坠胀、便意频频，或见脱肛、子宫下垂、胃下垂等病变。

4.气闭：多因七情过极而引起

气闭是气机郁闭，外出受阻的病理变化。主要是指气机郁闭，气不外达，出现突然闭厥的病理状态。多因情志过极，肝失疏泄，阳气内郁，不得外达，气郁心胸；或外邪闭郁，痰浊壅滞，肺气闭塞，气道不通等所致。所以，气闭病变大都病情较急，常表现为突然昏厥、不省人事、四肢欠温、呼吸困难、面唇青紫等。

5.气脱：全身性功能衰竭的病理状态

气脱是气虚之极而有脱失消亡之危的病理变化。主要是正不敌邪，或正气持续衰弱，气虚至极，气不内守而外脱，出现全身性功能衰竭的病理状态。气脱是各种虚脱性病变的主要病机。多因疾病过程中邪气过盛，正不敌邪；或慢性疾病，长期消耗，气虚至极；或大汗出、大出血、频繁吐泻，气随津血脱失所致。由于气向外大量流失，全身严重气虚，功能活动衰竭，所以气脱病变多表现为面色苍白、汗出不止、口开目闭、全身软瘫、手撒、二便失禁等危重征象。

❧ 血：维持人体生命活动的基本物质

血是运行于脉中、循环流注全身的富有营养和滋润作用的红色液体，是构成人体和维持人体生命活动的基本物质之一。

脉是血液运行的管道，又称"血府"，有约束血液运行的作用。血液在脉中循环于全身，内至脏腑，外达肢节，为生命活动提供营养，发挥濡养和滋润作用。在某些因素的作用下，血液不能在脉内循行而溢出脉外则形成出血，即离经之血。由于离经之血离开了脉道，失去了其发挥作用的条件，所以也就丧失了应有的生理功能。

❧ 揭开"血"生成的秘密

营气和津液是生成血的最基本物质。营气和津液来源于饮食水谷，中焦脾胃在消化活动中，将其中的水谷精微分别转化为人体所需的水谷精气和津液，水谷精气中的精专部分就是营气。营气和津液进入脉内，经肺的气化和心阳的温煦便化生为血液。

精和血之间还存在着资生和转化的关系，因此肾中所藏之精也是生血的物质基础。

血液的生成过程与脏腑的功能活动密切相关。营气和津液是血液化生的主要物质基础，而营气和津液都是由脾胃消化饮食吸收水谷精微所产生的，因此脾胃是气血生化之源。脾胃运化功能的强健与否，饮食水谷营养的充足与否，均直接影响着血液的化生。

心肺的生理功能在血液的生成过程中起着重要作用。脾胃运化水谷精微所化生的营气和津液，由脾向上输于心肺，与肺吸入的清气相结合，贯注心脉，在心阳的温煦作用下变化成为红色的血液。

肝在生血过程中所发生的作用可从三方面认识：一是肝能疏泄气机，影响脾胃运化，促进血液生成所需的营气和津液的充分化生；二是肝有贮藏血液和调节血流量的功能，可以调济充足的血流量营养与血液生成有关的脏腑，使诸脏腑在生血过程中功能活跃；三是配合肾精化血。

肾对血液生成的作用主要体现在两个方面：一是通过肾精生骨髓，骨髓生血。肾中精气充足，则血液化生有源。二是肾精所化生的元气对全身各脏腑功能均有激发和推动作用，间接促进了血的生成。肾精充足，元气旺盛，则血液因之而充盈。

综上所述，血液生成的基本条件在于物质基础和相关脏腑的综合作用两个方面。在物质基础方面是以营气、津液为主，还与肺吸入清气及肾精有关；在相关脏腑中以脾胃最为重要，还与心、肺、肝、肾有着密不可分的联系。由此可见，血液的生成是脏腑整体功能活动的综合体现。

❧ "血"的主要功能有哪些

血是生命活动的主要物质，对人体有濡养、运载的作用，是精神活动的主要物质基础。

1.濡养作用
血具有营养和濡润全身的生理功能。血由水谷精微所化生，在脉中循行，如环无端，运行不息，内至脏腑，外达皮肉筋骨，不断地对全身各脏腑等组织器官发挥着营养作用，以维持其生理活动。血中有大量的津液，所谓血液的濡润作用，是指血液对于脏腑组织、皮毛孔窍、关节筋肉产生的滋濡滑润作用。

小贴士

血的营养和滋润作用正常，表现为面色红润，肌肉丰满、壮实，皮肤、毛发、孔窍润泽，感觉和肢体运动灵活自如，关节滑利等。如果血的生成不足或持久地过度耗损，或血的营养和滋润作用减弱，均可引起全身或局部产生血虚的病理变化，可见头昏目花、面色不华或萎黄、毛发干枯、肌肤干燥、孔窍干涩、肢体关节屈伸不利或肢端麻木、尿少便干等表现。

2.运载作用

血的运载作用包括两方面内容：一是吸入体内的清气与脾转输至肺的水谷精微，在肺的气化作用下渗注于肺脉之中，由血液将两者运载于全身，以发挥其营养作用，此即血能载气。弥散飘逸的气，必须依附于有形之血才能在体内输布。二是脏腑组织代谢后所产生的浊气浊物，必须通过血液的运载才能到达于肺，在肺中进行清浊交换，呼出体外。因此血的运载作用失常，人身之气的新陈代谢就会受到影响，甚至危及生命。

3.血是精神活动的基本物质基础

神是人体生命活动外在表现的总称。神不仅是脏腑生理功能的综合反映，而且对脏腑生理活动起着主宰和调节作用，神之功能的正常发挥离不开血液对脏腑的充分濡养，因此血是神的主要物质基础。人的精神饱满、神志清晰、思维敏捷、情志活动正常等，均有赖于血气的充盛，血脉的调和与畅利。机体的感觉灵敏，肢体活动自如也必须依赖于血液的营养和滋润作用。因此不论何种原因形成的血虚、血热或血行失常，均可以出现精神衰退、健忘、多梦、失眠、烦躁、感觉和肢体运动失常，甚则可见神志恍惚、惊悸不安，以及谵狂、昏迷等多种病症。

❧ 体内的"血"是如何运行的

血液的正常运行，受着多种因素的影响，是多个脏腑功能共同作用的结果。血的循行依赖于气的推动和固摄作用的协调平衡，这是维持血液正常循行的基本条件。气的推动作用能促使血液运行不息，保持一定的流速；气的固摄作用能使其在脉管中运行而不至逸出脉外。

气对血的推动、固摄作用是通过各脏腑的生理活动实现的。心为血液循行的动力，脉为血之府，是血液循行的通道，血在心气的推动下在脉中环周不休，运行不息。心脏、脉管和血液构成了一个相对独立的系统。全身的血液，依赖心气的推动，通过经脉而输送到全身，发挥其濡养作用。

心气的推动正常与否，在血液循环中起着十分重要的作用。肺主呼吸，朝百脉而调节着全身的气机，辅助心脏推动和调节血液的运行。脾统摄血液，五脏六腑之血全赖脾气的约束，脾气健旺，气血旺盛，则气之固摄作用健全，血液就不会逸出脉外。肝具有贮藏血液和调节血流量的功能，既可防止失血，又可根据人体的动静，调节脉管中的血流量，使脉中循环血量维持一定的水平；肝又能疏泄气机，有利于血液的畅行。此外脉道是否通利，血的或寒或热等因素，亦直接地影响着血液的运行。

总之，血液的正常运行必须具备三个条件：其一，血液充盈，寒温适度；其二，脉管系统通畅完好；其三，心、肺、肝、脾等脏功能正常，特别是心脏的作用尤为重要。

∾ 心主血脉是什么意思

心主血脉是指心推动血液在脉管中循行的作用，即心气的作用。《素问·平人气象论》说："心藏血脉之气。"藏之于心的这种"气"，就是推动血液循行的动力。现代医学亦认为心脏是血液循行的动力器官，这与中医学的"心主血脉"、"诸血皆归入心"的认识有一致之处。

心气的强弱可以从脉象上反映出来。如心血充盈，心气旺盛，则血脉运行畅通，其脉象和缓有力，节律均匀为之正常。反之，如果心气虚，推动无力，则血脉运行不畅，表现为心悸，脉细无力或涩，甚至节律不整而有结代现象。如果心血瘀阻，则可出现心胸闷疼，颜面、唇甲青紫等现象。

心主血功能失调与动脉粥样硬化关系密切。心主血脉理论全面准确地概括了心脏在血液循环过程中所起的重要作用。在心的主宰、控制下，以心气为动力，以血脉为物质基础，血行脉中，濡养五脏六腑、四肢百骸。如果心主血、心主脉的功能失调，造成气滞血瘀、心脉痹阻、脉道不通，就可能发展为动脉粥样硬化。动脉粥样硬化的病位在脉壁，根本在于心主血、心主脉功能失调。心主血脉功能失调可引发的症状与动脉粥样硬化的临床表现十分接近。大量循证医学证明，动脉粥样硬化并不是老龄化的必然结果，可以应用药物进行预防与治疗。

小贴士

心主血脉临床案例：男性，70岁，4年来经常心悸、胸闷、气短，每年都要住院1~2次。心电图显示ST段改变，诊断为心肌供血不足。采用了多种药物静脉点滴治疗，但无法根治。根据患者颜面、唇甲青紫，舌质淡紫，舌苔薄白，脉细涩，辨证为心气不足、气滞血瘀，诊断为"胸痹"。以益气养心、活血化瘀为治疗原则，给以中药方剂，以党参、麦冬、五味子益气养心为主，兼以桃仁、红花、丹参、川芎活血化瘀，辅以瓜蒌、薤白、降香、乌药宽胸、理气、止痛。连续治疗三个月，患者颜面便微红，唇甲青紫消失，心悸、胸闷、气短的症状消失。每天晨起遛遛弯，白天做做家务，看看电视，读读书。最近3年再也没有住过院，生活质量得到了明显的提高。这是中医心主血脉理论与临床实际结合的典型例子，体现了中医辨证论治的优势。

❧ "心主身之血脉"与"肺朝百脉"的关系

"肺朝百脉"，朝为"朝会"之意，指全身血液，都要流经于肺。《素问·经脉别论》说："脉气流经，经气归于肺，肺朝百脉。"即脉中水谷精微之气，流行于经脉。全身之经脉（即百脉）之气，又均朝会于肺，因而有"肺朝百脉"之说。

心主血，肺主气，由于肺气贯通于百脉，故能协助心脏主持血液循行。《类经》云"经脉流通，必由于气，气注于肺。"故肺为百脉之朝会。只有心、肺二脏相互协作、协调，才能使人体气血不断循环周流不息，清气和水谷精微得以输布全身，将其代谢的废物不断排于体外。

"心主血脉"，是心气推动血液在脉管内运行，运行的情况是："动脉血"从左心室输出，经主动脉及其分支，流向全身各器官及组织，在身体的毛细血管中进行物质交换，把氧气（即清气）和营养物质（水谷精微）运送给组织细胞，并带走组织细胞新陈代谢的产物和二氧化碳（中医统称之为浊），变成"静脉血"，流入小静脉，再经上腔静脉和下腔静脉，返回右心房。这一整个循环过程，叫做"体循环"，也叫"大循环"，其动力来自心气。"静脉血"经右心房流入右心室，由右心室将其驱入"肺动脉"，然后到肺，在肺泡壁的毛细血管中进行气体交换，排出二氧化碳（浊气），吸收新鲜氧气，又变成了"动脉血"，再经肺静脉将血送回左心房，这一循环的过程，叫做"肺循环"，又叫"小循环"，其动力也是靠心气推动的结果。

左心房的血再进入左心室，左心室又将动脉血输送出来。就这样，血液在由"体循环"和"肺循环"连续构成的密闭的环行管道系统中周而复始，循环无端，以保证机体正常生命活动的需要。体循环和肺循环同时进行，在正常情况下，单位时间内流经这两部分的血液量是相等的。而流入和流出心脏的血液量也相等，如果不相等，便是病态的表现。

正由于体循环的静脉血流入右心房，肺循环的动脉血经肺静脉流入于左心房，所以有"诸血皆归入于心"的说法。又全身静脉血流入于右心房，由右心房进入右心室，再经右心室将其驱入于肺动脉到肺，进行气体交换。这就是中医学所说"肺朝百脉"或"百脉朝会于肺"的本意。

血虚自然百病丛生

血不足又称血虚，是指血液不足，血的濡养功能减退的病理变化。由于心主血脉，肝主藏血，故血不足的病变以心、肝两脏最为多见。形成血不足病变的原因甚多，常见的有三个方面：一是大出血等导致失血过多，新血未能及时生成补充；二是化源不足，如脾胃虚弱，运化无力，血液生化减少，或肾精亏损，精髓不充，精不化血等；三是久病不愈，日渐消耗营血等。

由于全身各脏腑组织器官，都依赖于血液的濡养，而且血能载气，血少则血中之气亦虚，血液又是神志活动的重要物质基础。所以在血虚时，血脉空虚，濡养作用减退，就会出现全身或局部的失荣失养，功能活动逐渐衰退，神志活动衰惫等一派虚弱表现，如面色、唇、甲淡白无华，头晕健忘，神疲乏力，形体消瘦，心悸，失眠，手足麻木，两目干涩，视物昏花等。

人体血液运行失常状况有哪些

血液运行失常是指在疾病过程中，由于某些致病邪气的影响，或脏腑功能失调，导致血液运行瘀滞不畅，或血液运行加速，甚至血液妄行，逸出脉外而出血的病理变化。人体血液的正常运行，依赖于心、肝、脾、肺等脏腑以及气的推动、温煦和固摄作用的共同配合。因此，在某些致病因素的影响下，导致上述脏腑及气的功能失调，均可引起血液的运行失常。血液的运行失常，主要包括血瘀、血行迫疾及出血等。

1.血瘀：局部疼痛的根源

血瘀是指血液运行迟缓或瘀滞不畅的病理状态。导致血瘀病变的因素甚多，最常见的有气滞而血行受阻；气虚推动无力，血行迟缓；寒邪入血，血寒而凝滞不通；热邪入血，煎熬津血，血液黏稠不行；痰浊阻闭脉络，气血瘀阻不通，以及"久病入络"等，这些均影响血液正常运行而瘀滞。

血瘀与瘀血的概念不同。血瘀是指血液运行瘀滞不畅的病理；而瘀血则是血液运行失常的病理产物，又可成为继发性致病因素。

血瘀病理可以出现在任何局部，也可是全身性的。血液瘀滞于脏腑、经络等某一局部，不通则痛，可出现局部疼痛，固定不移，甚至形成癥积肿块等。如果全身血行不畅，则可出现面、唇、舌、爪甲、皮肤青紫色暗等症。

由于气、血、津液的运行密切相关，血瘀病理形成之后，又可阻滞气机，甚至影响津液的输布，导致水液停蓄，形成气滞、血瘀、水停的病理状态。

2.血行迫疾：精神疾病的病因

血行迫疾是指在某些致病因素的作用下，血液被迫运行加速，失于宁静的病理变化。血行迫疾的形成多是外感阳热邪气，或情志郁结化火，或痰湿等阴邪郁久化热，热入血分所致；也可因脏腑阳气亢旺，如肝阳上亢，血气躁动等所致。

血液的正常运行，虽然要依赖阳气的温煦以促进其运动，但是仍以宁静勿躁为本。由于某些因素导致阳气亢旺，血液失于宁静而躁，必然会引起血行迫急，甚至损伤脉络，迫血妄行。同时因血液与神志关系十分密切，血躁则神亦躁，易致神志不宁。所以血行迫疾，常表现为面赤、舌红、脉数、心烦，甚至出血、神志昏迷等病症。

3.出血：病因多而症状多

出血是指在疾病过程中，血液运行不循常道，逸出脉外的病理变化。导致出血的原因颇多，常见的有外感阳热邪气入血，迫使血液妄行和损伤脉络；气虚固摄无力，血液不循常道而外逸；各种外伤，破损脉络；脏腑阳气亢旺，气血冲逆；或瘀血阻滞，以致脉络破损等。导致出血的病变，不外乎火热迫血妄行、气虚不能摄血和脉络损伤几个方面。

出血，主要有吐血、咳血、便血、尿血、月经过多，以及鼻衄、齿衄、肌衄等。由于导致出血的原因不同，其出血的表现亦各异。火热迫血妄行，或外伤破损脉络者，其出血较急，且颜色鲜红、血量较多；气虚固摄无力的出血，其病程较长，且出血色淡、量少，大多表现在人体的下部；瘀血阻滞，脉络破损的出血，多是血色紫暗或有血块等。

第二章

养生就要养气血

❧ 血为气之母

气与血都是构成人体的基本物质，气与血"密不可分"，既相互对立又相互依存，共同维持着人体的生理活动，根据中医的理论精髓可以将它们的关系概括为"气为血之帅，血为气之母"。

血与气的关系，可以概括为"血为气之母"。《血证论·阴阳水火血气论》说"守气者，即是血"；《灵枢·营卫生会》说"营行脉中"，即指营气存在于血脉之中。

气之所以能行血，因血能载气，若气不附藏于血中，则气将涣散不收而无所归。气附存于血中，血以载气，并不断为气的功能活动提供水谷精微，使其不断得到营养补充；故血盛则气旺，血虚则气衰，血脱气亦脱，即血病气亦病。临床血虚患者多有气短、乏力等症。若失血过多气随血脱，卫气不固于肌表而津液外泄，可见大汗淋漓不止；若血液瘀阻常可导致气机不畅，如跌仆损伤、伤及血络而出血，血瘀于内，导致胸闷、便结等。治疗时除采用活血化瘀，还应酌情加入一定的行气的药物，方可达到治疗的目的。

血不仅是化生气的重要物质基础，同时血是气的载体，并给气以充分的营养。由于气的活动力很强，易于逸脱，所以气必须依附于血和津液，方能存在于体内。若气失去依附，则将浮散无根，易于发生气脱而涣散不收。所以，血虚者，气亦衰；血脱者，气亦随之而脱。亡血者，气亦亡。临床上，在治疗大出血时，往往多用补气固脱之法，如参附汤等，其机理就在于此。

✍ 气为血之帅

气与血"密不可分",既相互对立又相互依存,"血为气之母",同时"气也是血之帅",主要体现在以下三方面。

气能生血:是指在血液的组成及其生成的过程中,均离不开气和气的运动变化,即气化功能。营气和津液,是血的主要组成部分,均来自脾胃所运化的水谷精气。而从所摄入饮食物转化成水谷精气,从水谷精气又转化成营气和津液,从营气和津液转化成赤色的血液,均离不开气的运动变化,即气化作用。

气能行血:血属阴而主静。血液不能自行,其循环有赖于气的推动,气行则血行,气滞则血瘀。如血液的循环运行有赖于心气的推动,肺气的宣发布散,肝气的疏泄调节。因此,气虚则推动无力,血行迟缓;气滞则血行滞涩不畅,甚则可形成血瘀;气机逆乱,则血行亦可随气的升降出入异常而逆乱。如血随气升,可见面红、目赤、头痛,甚则吐血;血随气陷,则可见脘腹坠胀,甚则下血、妇女崩漏等。

气能摄血:摄血,是气固摄作用的具体体现。血液在脉中循行而不溢出于脉外,主要依赖于气对血液的固摄作用。如气虚,固摄血液的作用减弱,则可导致各种出血病症。其治疗往往需要用补气摄血的方法,方能达到止血的目的。

✍ 气血充盈才会有好的容颜

一张脸是红润有弹性、细腻光泽,还是苍白干涩、灰暗无光、斑点丛生，其实归根结底都还是气血上的差异。所以最好的美容是保养气血，它胜于世间所有的护肤品，能让人拥有最自然的美丽容颜。

气血足使皮肤"光洁"

如果气血虚弱，就不能供给皮肤所需要的营养，皮肤就得不到滋润，以致出现脸色苍白、晦暗、干涩起皮、细纹。

如果气机不畅，血液流通没有足够的推动力，就会常常形成血瘀，可能出现肤色不均或者斑点。再加上外界风寒的侵袭，皮肤会干燥、暗沉、没有血色。

如果气血调和了，整个身体就会呈现健康的状态，皮肤自然就红润光洁了。

气血足使皮肤"红润"

心血充盈，面部皮肤就光泽红润；相反，如果心气不足，心血亏少，面部供血不足，皮肤得不到滋养，就会显得面色白而无华。

比如很多心脏病患者嘴唇和面部皮肤的颜色是青紫色的，就是因为心气不足，不能流畅运送血液，从而形成心血瘀滞，出现面色青紫的现象。

气血足使眼睛"动人"

肝能调畅人体气机、贮藏血液、调节血量。若肝血不足，不但面无血色，指甲容易枯槁、变形，而且还会两眼无神等。所以，补肝可以让双眼明亮动人起来。

气血足使嘴唇"亮丽"

脾胃主持食物的消化，与气血的生化有密切的关系。脾胃运化功能正常，才能将水谷化成精微，为面部皮肤提供营养。脾胃好的人，嘴唇红润亮丽，身强体健。如果脾胃失和则会致使唇色淡白无华、面色萎黄。

气血足使皮肤"饱满"

肾主藏精，精能化血，如果肾气虚了，肾精不足了，人体就会气血亏虚，皮肤就会苍白。另外，肾主水，使人体代谢的水液得以排出。如果代谢不畅，就会发生颜面肢体浮肿，或皮肤干枯不荣等症。

气血足给皮肤"保湿"

肺主皮毛，也就是说肺和皮肤的关系更为密切。《黄帝内经》中说："肺气弗营，则皮毛焦，皮毛焦则津液去……津液去……则皮枯毛折。"

肺将气血和津液输到皮肤上的毛发，如果肺气充沛，皮肤上的毛发就能得到温养。如果肺气虚，则肌肤干燥、面容憔悴。

血与气是人体生命活动的物质基础，气旺血充，人体才会健康，容颜才会光彩照人。可见血气的水平与人体的身体健康、面貌容颜都有着非常密切的关系。

❧ 气血足才能百病无

气和血是组成人体的基本物质，它们关系着脏腑机能的运行，和身体健康密切相关。如果气血出现了问题，百病就会丛生，正如古代医学典籍中的论述："血气不和，百病乃变化而生。"

1.不可忽视气血

"人之所有者，血与气耳"，气血是构成人体的基本物质，也是维持人体生命活动的基础，故《庄子·知北游》论述道："人之生也，气之聚也，聚则为生，散则为死。"《景岳全书》也强调："是以人有此形，惟赖此血，故血衰则形萎，血败则形坏，而在骸表里之属，凡血亏之处，则必随所在，而各见其偏废之病。"

中医所推崇的阿胶、红枣、当归和留传千古的四物汤等都是补血的；而八段锦、太极拳、六字诀等都是用来调气的，只要气血和顺，人体自然会安康。所以，养生首要的一点就是养气血。

2.气血正平，长有天命

气血是构成和维持人体生命活动的基本物质。《素问·至真要大论》中说到"气血正平，长有天命"，正平就是平衡的意思，只要气血平衡，就能延年益寿。古人常用"正平"或"平"概括正常机体的生理活动和健康状况。

气血的平衡既是人体正常生理活动的标志，也是健康长寿所必须具备的条件。"气血以流，长有天命。"反之，如果气血运行失常，则会影响脏腑经络的协调平衡，导致五脏六腑、表里内外、四肢九窍等出现种种病变。《医碥》中强调："郁者，滞而不通之义，百病皆生于郁，人若气血流通，病安从作。"

气血流畅和平衡是人体健康长寿的必要条件，人如果想延年益寿，就必须保证气血的通畅。《素问·三部九候论》强调："必先度其形之肥瘦，以调其气之虚实，实则泻之，虚则补之，必先去其血脉而后调之，无问其病，以平为期。"所谓"以平为期"，就是通过调畅气血，使气血由不平衡状态转向新的平衡，保证脏腑源源不断地得到气血的滋养，从而纠正脏腑的虚衰，促进脏腑组织进行平衡和协调的生理活动，使机体处于动态的平衡状态中。

气血充盈方能提供人体生命活动的需要，《素问·调经论》指出："人之所有者，血与气耳。"

气血失衡，身体就会出现问题。比如，气能使血液在血脉中正常循行，同时保证血在血脉中不致溢出；但当气的功能降低或失常时，就会对血产生不良的影响，气虚使脏腑功能下降，如脾胃功能减弱，则化生血的功能减弱，造血量减少，导致血虚证的发生。气虚时，可导致血行缓慢，严重的会造成血液瘀阻。气对血液的固摄作用减弱时，则会导致各种出血症的发生，即所谓"气不摄血"。所以，只有气血足了，才能百病不生。

❧ 补气血先补脾胃

脾胃负责对食物的加工，这是气血生成的最基本的环节，也是人体之所以存在的基本条件。补气血的根本在调养脾胃，脾胃出问题会直接引发多种疾病。所以，补气血一定要先补脾胃。

1.脾与气血的密切关系

脾胃的强弱与身体是否发生疾病有很大关系。气血津液化生于脾胃。脾胃功能正常是保证气血津液、脏腑组织功能正常的根本条件，脾胃功能正常，方能不断地运化水谷精微。

除了生血，脾还有统摄血液的功能。正因为脾的统摄作用，才能让血液一直在血管内运行，而没有溢于血管之外。脾对血液的统摄作用就是靠脾气来实现的。脾是气血生化之源，如果脾的功能好，气血的生化效果也就好，那么气的固摄血液功能正常，血液也就不致溢出脉外而发生出血。相反，如果脾不好，血液得不到制约，就会出现各种血液病症，比如牙龈出血等。

2.怎样保养脾胃

脾在中医五行当中属土，春夏秋冬四季都应该养，而又以夏季最该养脾。脾属阴，喜燥而恶湿，而夏季一般多阴雨天气，空气湿度最大，而且此时气温很高，人体常常出汗，衣物都沾染了较重的湿气，进而伤害了脾阳，导致消化吸收功能低下，出现脘腹胀满、食欲不振、口淡无味、胸闷欲吐、腹泻的现象，也就是我们所说的苦夏。因此，夏季是健脾、养脾、治脾的重要时期。只有加强脾的保健，才能使人体更好地从食物中吸收营养，生化出充足的气血。

在夏季，饮食应以清热祛湿、健脾平和为主，日常生活中，除食用冬瓜、小白菜、苦瓜之类的清热食物外，还要多吃一些补脾益气、醒脾开胃的食品，如粳米、籼米、薏米、熟藕、葡萄、红枣、胡萝卜、马铃薯、香菇等。

夏季保养脾胃有很多食疗方法，很多豆类都适合在这个季节来养脾气，如绿豆可以除湿、健脾；白扁豆可以健脾、益胃；赤小豆能健脾、养血；荷兰豆有健脾益气的功效；豌豆则可滋养肝脾。这些豆不管是用来熬粥，还是做菜，都是不错的养脾胃妙方。

3.别让不良情绪伤害脾胃

"常忧久思则伤脾"，中医认为，思虑过度易伤脾胃。如果思虑过度的话，气就会凝聚而不通畅，气凝聚在脾胃中，就会影响消化，久而久之，脾胃就会出现问题。

情绪对食欲、消化、吸收有很大影响。不良情绪可使体内肝气失调，进而冲撞脾胃，导致食欲下降、腹部胀满、消化不良等，而良好的情绪则有益于胃肠系统的正常活动。所以，要保养脾胃，还得注意培养豁达乐观的性格。

胖人补气，瘦人补血

说到肥胖，大家都会想到营养过剩，但谁会将其与疾病联系在一起呢？事实上，有很大一部分肥胖确实是由于气虚导致身体不平衡的结果。同样的道理，瘦人也不一定是营养不良，很有可能是因为血虚。

1.胖人补气

人之所以胖，很大程度上是因为气虚。气虚会导致人体内的气运动没有力量，气化功能减弱。于是脂肪不能正常被代谢，人自然就胖了起来。

气不足则胖，气不足的原因有气虚、阳虚、痰湿、湿热四种，因而胖人也可以分为四类。

气虚型肥胖，是指身体内的气不足，气化功能弱，不能气化掉身体内的脂肪。阳虚型肥胖，是指人的阳气虚弱，从而引起气化功能变弱，古人称这类胖子为"肥人"。痰湿型肥胖，指由于身体内有痰和湿，这两样东西相结合，阻碍了身体内气的运行，引起了身体气虚。这种人身上的肥肉松松垮垮，古人称这类胖子为"膏人"。湿热型肥胖，指身体内的湿和热相结合，阻碍了身体内气的运行，从而造成了气虚，古人称这类人为"肉人"。《灵枢·卫气失常》中说："肉人者，上下容大。"这类胖子圆乎乎的，浑身上下，一眼望去全是肉。

不同原因造成的气虚，有不同的调理方法；不同的胖人，有不同的养生之道，这样才符合中医的辨证施治。

2.瘦人补血

瘦人火多，火大了，血就少了，阴液耗损严重，就会出现阴虚。

看一个瘦人是不是阴虚，还要看他是不是经常手心发热，喜欢冷饮。阴虚，会使阴阳失衡，阴衰而阳盛。阴不能制阳，阳热之气相对比较旺盛，因此，这类瘦人往往是手心发热，面色潮红，容易失眠，眼花耳鸣，并且喜欢喝冷饮。这类瘦人夏天不耐暑，冬天却比一般人抗冻，而且吃同样的东西，比别人更容易上火。

因为阴液亏少，机体失去濡润滋养，阴虚的人一般体形瘦长，容易鼻子发干，双目干涩，大便干燥，小便短涩，喜欢吃生冷的食物，性格外向，活泼好动，容易急躁，这类人则需补血。

❧ 情绪也会影响气血

情绪对气血的作用，是通过它对身体各个脏器的影响而实现的。中医把人的情志分为五类，分别是指喜、怒、思、悲、恐五种情感，它们分属于五脏，大致的对应关系为：怒伤肝、喜伤心、思伤脾、悲伤肺、恐伤肾，下面我们就来详细地看一看，这五志是怎样伤害到气血运行的。

1.喜

过分高兴，就会伤害到心。从解剖学上来说，心是泵血的器官，通过它的跳动才能把血调动起来运送到各个器官，如果心的工作被情绪打扰到了，那么气血的循环就可能出现问题。同时由于"心主神明"，过度高兴也会伤害到人的神志。

2.怒

怒会伤肝，经常暴跳如雷、急躁发怒会破坏舒畅的心理环境，肝失条达，肝气就会横逆向上冲。一个人如果心境平和，对事物看得比较豁达，就能保特心情平静，那么肝的疏泄功能就能顺利执行。肝气柔和，血也就能畅流，反映到人体表面就是脸色红润。

3.悲

"悲"是由于哀伤、痛苦而产生的一种情绪。其表现为面色惨淡，神气不足，偶有所触及，即泪涌欲哭或悲痛欲绝。中医认为悲是忧的进一步发展，故中医有"过悲则伤肺，肺伤则气消"之说。因为肺开窍于鼻，肺主气，为声音之总司，所以悲伤哭泣过多会导致声音嘶哑，呼吸急促，这实际上就是因为对肺气的伤害而造成的。因为肺主皮毛，所以常常悲伤的人，面部的气色不会很好，并且患有皮肤病的概率会相对较高。

4.思

思是思虑，想事情。过度的忧思就会伤害到脾，因为思虑活动主要是通过脾来传达的，而思虑过度就会出现食欲下降、睡眠不佳、失眠多梦等现象，我们平时说的"茶不思，饭不想"就是这意思。中医认为"思则气结"，就是说思虑劳神过度，伤神损脾，可导致气机郁结，那么脾就运化无力，可能会出现脘腹胀满、腹泻、便溏等症。因为气血生化不利，还会出现头昏、心慌、贫血等症状，女性往往还会月经不调。

5.恐

恐就是惧怕。惊恐过度，可使肾气不固，气泄于下，故经常恐惧害怕的人肾气虚。肾主大小便，而肾气泄下，大小便的排泄也就出现了失常。人们常说"吓的尿裤子了"，就是这个道理。

✌ 损伤气血的生活习惯

在日常生活中，一些生活习惯是有损气血的。其实，最容易忽视的细节，往往成了最容易夺走健康的隐性杀手。

负重用力过度

由于负重用力过度，或举重呼吸失调，或跌仆闪挫、击撞胸部等，以致人体气机运行失常。一般可造成气滞与气虚，但损伤严重者可出现气闭、气脱等症。尤其是从事体力劳动的工作者，就更要注意这一点了。

经常发脾气

不狂喜、不大悲、不嗔怒、不惊不忧不恐，是养生保健的重点。中医认为情志是由五脏之气所化生，若情志失调，则容易损伤脏腑气血，影响健康。

所以，平时应该养成心胸豁达的性格，淡然地面对每天的生活。

吃饭狼吞虎咽

气血会提供支持身体各种功能的能量，生成气血的原料就是每天摄取的食物，而制造气血的机器就是我们的消化系统，食物由口腔嚼碎，再经唾液分解食物中的糖分。所以在吃饭的时候一定要细嚼慢咽，不要把本应由口腔来完成的工作直接交给胃。

所以，应该放慢自己的节奏，吃饭细嚼慢咽，保护好脾胃，让气血充盈起来。

不吃主食为减肥

有些女孩子为了减肥去节食，甚至不吃主食，只吃蔬菜和水果，结果造成气血不足，面色苍白，疲乏无力。

其实，"五谷为养"，粮食才是最养人的食物，一日三餐都保证摄取适量的主食，气血才能充足，人体才能健康。

饮食过量

现代社会，有很多的人在美食的诱惑下大吃大喝，却忽视了饮食过量对人体造成的不良影响。其实，大吃大喝不但不会增加人体的气血，反而会让我们的身体调动元气来解决这些原本不该吃进的食物，其结果就是消耗气血，中伤元气，导致肥胖。

气血两虚怎么补

气血两虚，是指气虚(机能衰退)与血虚(血液不足)同时存在的证候。其成因多由久病不愈，或气血两伤所致。由于气血是相互为用，相互依存的，故或先有失血，而气随血耗，或先因气虚，生化功能减退，继则血少而虚亏，此皆可导致气血双虚。

1.气血两虚的症状

气血两虚的症状主要有：言语音低，呼吸短促微弱，神疲肢倦，懒于行动，自汗，胸闷，平时易于感冒及血失统摄，心悸失眠，头晕目眩，脱发，面色苍白，爪甲不华，肌肤干燥枯裂，形体消瘦，大便难解，妇女月经量少或经闭等。

2.气血两虚就要气血双补

气血两虚究竟怎么补养呢？气血双虚则应气血双补，既要补气，又要补血，宜选用补益气血的药物或食物进补。药物如人参，有大补元气的功效；黄芪有补中益气、固表止汗的功效；当归可以养血、补血、活血；枸杞子不仅可以补益肝肾，还可以养血明目等。食物如龙眼肉可以补益心脾、养血安神；红枣可以补中益气、养血安神；鸽肉也有益气补血的功效；牛肉可以强筋骨，也可以益气血；鸡肉既可以养精填髓，又可补益气血等。经常使用这些药物和食物，对气血两虚的人都有很好的疗效。另外，平时也要注意加强锻炼，运动锻炼是培补气血、增强体质的最好方法。

这里介绍一个补益气血的食疗方法。

红枣木耳汤：红枣10枚，黑木耳15克，冰糖适量。将红枣冲洗干净，用清水浸泡约2小时后捞出，剔去枣核。黑木耳用清水泡发，择洗干净。把红枣、黑木耳放入汤盆内，加入适量清水、冰糖，上笼蒸约1小时即成。每日早、晚餐后各服一次，可以补虚养血。适用于血虚面色苍白、心慌心悸及贫血者食用。

其实从一定意义上来讲，气血两虚补起来没有想象的困难；尤其是食补，只要我们注意方式方法，懂得调养，保持身体自然健康状态还是没有那么困难的。

第三章

一分钟辨别：
你的气血正常吗

❧ 如何判断自己气血是否充足

气血既为构成人体的基本物质，也是维持人体生命活动的基础。气血足了，百病就无从生起。

既然气血对于人体如此重要，那么，怎样简单地判断自己是否气血充足呢？大家可以依照以下几点在家进行简单的初步诊断，进而调整日常起居饮食，使气血回到平衡状态。

1.看皮肤

皮肤是反映人体气血是否充足的一个重要指标。血盛则外表健康，面红润，皮肤光滑，毛发润泽。如果一个人皮肤白里透着红，且有光泽、弹性、无皱纹、无斑，就代表他气血充足。

反之，如果皮肤粗糙，没光泽，发暗、发黄、发白、发青、长斑都代表身体状况不佳、气血不足。如果面色无华萎黄、皮肤干燥，则是血虚的表现。

2.看头发

如果头发乌黑、浓密、柔顺就说明气血充足。反之，如果头发干枯、掉发、发黄、发白、开叉都是气血不足的表现。

3.手的温度

每个人手的温度都不相同，如果稍稍留意，也可判断出自己的气血状况。

如果一个人的手一年四季都是温暖的，说明此人气血充足。如果手心偏热、出汗或者手冰冷，都是气血不足的表现。

4.看牙龈

成年人不妨在每天刷牙的时候留意一下自己的牙龈，观察一下牙龈也可以判断气血的相关状况。

牙龈萎缩说明气血不足。如果发现牙齿的缝隙变大了，食物越来越容易塞在牙缝里，就要注意了，这是身体已在走下坡路的表现。

5.看运动

运动的时候，如果感觉到胸闷、气短、疲劳，过后又难以恢复，就说明气血不足。而那些运动后精力充沛、浑身轻松的人气血状况就相对较好。

6.看睡眠

成年人如果像孩子一样入睡快、睡眠沉、呼吸均匀，并一觉睡到自然醒，表示气血很足；而入睡困难、易惊易醒、夜尿多、呼吸深重或打呼噜的人都是血亏。

7.手指的指腹

无论孩子还是成人，如果手指指腹扁平、薄弱或指尖细细的，都代表气血不足，而手指指腹饱满，肉多有弹性，则说明气血充足。

气血足，则百病无，所以在了解了以上这些现象后，我们应该注意日常生活，从点滴入手，调整自己的生活习惯，努力使自己回归到自然、健康的状态。

❧ 中医如何辨别气虚证

气虚证是指元（真）气不足，气的功能减退，脏腑组织机能活动减弱所表现的证候。常因久病体虚，或劳累过度伤气所引起。

[表现]

少气懒言，身倦乏力，自汗，活动劳累后诸症加重，或见头晕目眩，面色淡白，舌淡苔白，脉虚无力。

[辨证分析]

气具有推动、营养、固摄等作用，故气虚后，元神不能受到充分营养，因此有少气懒言、头晕目眩、自汗、面舌色淡等症状。其固摄无力，故有自汗，动后加重的特点。

气虚证的形成，常由久病、重病或劳累过度，而使元气耗损；或因先天不足、后天饮食失调，而使元气生成匮乏；或因年老体弱，脏腑机能衰退而元气自衰等导致。

由于元气不足，脏腑机能衰退，故出现气短、声低、懒言、神疲、乏力；气虚不能上荣，则头晕目眩；卫气虚弱，不能固护肤表，故为自汗；"劳则气耗"（《素问·举痛论》），所以活动劳累后诸症加重；营气虚不能上承于舌，故舌淡嫩；气虚鼓动血行之力不足，故脉象虚弱。

由于元气亏虚，往往导致整个脏腑组织机能活动的减退，故临床上有心气虚证、肺气虚证、胃气虚证、脾气虚证、肝胆气虚证、肾气虚证等的不同，同时各脏腑气虚证还可兼并出现。

气虚亦可表现为"气不固"特征。所谓"气不固"，是指气虚而失其固摄功能所表现的虚弱证候。气虚肌腠不密，卫外无力，则常有自汗，易感外邪，名曰"卫表不固"，属肺气虚证的范畴。气虚不能控摄血液沿脉道运行，可导致各种出血，称"气不摄血"，即脾不统血证。气虚而下元固摄失职，可致二便失禁、遗精、滑胎等，称为"肾气不固"，系肾气亏虚所致。

[辨证要点]

本证以元气不足，功能减退为主要病机。以少气懒言、身倦乏力、自汗出、舌淡苔白、脉虚无力等为其辨证依据。同时可兼见头晕目眩、面色淡白、劳累后症状加重等症状。

此外，气虚证还具有起病缓、病程长的特点，多见于禀赋不足、年老体弱、久病体虚及饮食劳倦所伤之人。

本辨证方法常用于对感冒、咳嗽、肺痿、喘病、呃逆、泄泻、便秘、淋病、癃闭、惊悸、健忘、癫病、痫病、眩晕、头痛、发热、心痛、虚劳、中风等病，尤其是五脏虚损、表卫不固病变的辨证。应与阳虚证、气陷证、血虚证等相鉴别。

小贴士

所谓气病辨证，是指针对气虚不足和气机失调所致病证的辨证方法。气的病变繁多，但临床上常见的证候有气虚、气滞、气逆、气陷四种。其中气虚、气陷属于虚证；气滞、气逆多属于实证。

❧ 中医如何辨别气陷证

气陷证是指气虚无力升举而反下陷所表现的证候。常由气虚证进一步发展而来。临床以内脏下垂与气虚证共见为特征。

[表现]

久泻久痢，腹部有坠胀感，或便意频频，或脱肛，子宫脱垂，肾、胃下垂，伴见头晕目眩，少气懒言，倦怠乏力，舌淡苔白，脉弱。

[辨证分析]

气虚无以推动营养物质上达头部故头晕目眩。气虚即气不足，气不足所以患者少气懒言，倦怠乏力。胃下垂病史说明患者有气陷的证候。所谓"气陷"，是指气虚无力升举，清阳之气不升而反下陷，内脏位置不能维固而下垂所表现的虚弱证候。气陷一般是气虚的发展，或为气虚的一种特殊表现形式。往往以头晕眼花，耳鸣，疲乏，气短，自觉气下坠感，或内脏位置下垂，或有脱肛、阴挺等为常见证候。故此患者应辨为气陷证。气陷一般是指中焦脾虚气陷，故临床往往称中气下陷证或脾虚气陷证。

[辨证要点]

本证以气虚无力升举而致下行太过为主要病机。以内脏下垂、久泻久痢与气虚之象并见为辨证依据。其有气虚证的一般症状，如头晕目眩、少气懒言、身倦乏力、舌淡苔白、脉弱无力等。还有久泻久痢、腹部坠胀、便意频频、内脏下垂等气机陷下定性症状。

本证常见于对泄泻、胃脘痛、脱肛、子宫脱垂、眼睑下垂、胃下垂、肾下垂、崩漏、腰痛等病的辨证。应与气脱证、气虚证、脾气下陷证等相鉴别。

❧ 中医如何辨别气滞证

气滞证是指人体某一内脏，或某一部位气机阻滞，运行不畅所表现的证候。常因情志不遂，七情郁结，或病邪阻滞气机所引起。

[表现]

胸胁脘腹等处胀闷、疼痛，症状时轻时重，部位常不固定，可为窜痛、攻痛，嗳气或矢气之后胀痛减轻，舌淡红，脉弦。

[辨证分析]

胸胁脘腹胀闷、疼痛，时轻时重，部位常不固定，这是气滞证所特有的疼痛特点。且为窜痛、攻痛，嗳气或矢气之后胀痛减轻，这是因为气本无形，所以疼痛为胀痛，随着气的运动，疼痛部位也在变化。嗳气或矢气之后，壅滞的气体得到排泄，故疼痛减轻。

[辨证要点]

本证以气机运行不畅，阻滞于全身或某一局部为主要病机。以胀闷疼痛、脉弦为辨证依据。有胸胁脘腹胀痛、部位不固定、症状时轻时重等定位症状。

此外，对气滞证的辨证要抓住什么是其主症、什么是其次症。然后还要结合其"气滞"发生的具体病位，以及引起气滞的具体病因，如此辨证才有实际临床意义。

本法常用于对胃脘痛、胸痹、腹痛、胁痛、腰痛、痛经、头痛、郁病、眩晕、便秘、泄泻等病的辨证。应与气逆证、气滞血瘀证、血瘀证、气闭证相鉴别。

～ 中医如何辨别气逆证

气逆证又称气机上逆证，临床以肺胃之气上逆和肝气升发太过的病变为多见。主要是指气机升降失常，脏腑之气上逆所表现的证候。常由感受外邪或痰浊、食积阻塞，或情志不遂所引起。

[表现]

肺气上逆，则见咳嗽喘息；胃气上逆，则见呃逆，嗳气，恶心，呕吐；肝气上逆，则见眩晕，头胀痛，甚则昏厥、呕血等。

[辨证分析]

所谓"气逆"，是指气机升降失常，气上冲逆而不调所表现的病理变化。气逆基本上是在气滞基础上的一种表现形式。外邪、痰饮等犯肺，致肺失肃降而气逆，则见咳嗽、喘息等症，是为肺气上逆。寒、热、水饮、食积、瘀血等原因，致胃失和降而气机上逆，则见呃逆、嗳气、恶心、呕吐等症，是为胃气上逆。若因情志不

遂，郁怒惊恐等，致使肝气失调，升发太过而无制，从而可表现为
头痛、眩晕、气从少腹上冲胸咽等所谓肝气上逆的证候。肺气以肃
降为主要运动方式，所以邪气犯肺，失于肃降而上逆，故以咳喘为
主症。胃气以降为和，胃气失常则以上逆为主，故有呕、恶、呃、
嗳之症。肝气主升，肝失疏泄，多有升发太过之症，故有头痛、眩
晕、昏厥、呕血症状。此外，肾气上逆乘心则见气满支心，心下闷
乱，不欲闻人声，休作有时，呼吸短气，手足厥逆，气从少腹上冲
胸脘咽喉之奔豚；大肠气上逆见吐粪，腹胀满拒按；冲任气逆则见
溢血、冲心、冲胃、冲肺等症，兼月经、胎孕病变症状等。临床证
候有寒有热，有虚有实，以实证为多。

[辨证要点]

本证以气机升降失常，气逆于上为主要病机。以肺、胃、肝等
脏腑气机上逆为辨证依据。以肺气上逆之咳嗽、喘息；胃气上逆之
恶心、呃逆、嗳气；肝气升发太过之头痛、眩晕、昏仆、呕血等为
定位症状。

本法常用于对咳嗽、喘病、呃逆、呕吐、反胃、肺胀、头痛、
水饮、吐血、呕血等病的辨证。应与气闭证、气滞证等相鉴别。

❧ 中医如何识别气闭证

气闭证指各种邪气阻闭脏腑经络之窍隧所表现的一种证候。气
闭证又称清窍被蒙证、九窍闭塞证。

[表现]

主症表现一般为神昏猝仆，不省人事，牙关紧闭，高热昏迷，痉厥。次症表现为猝然晕厥，四肢强直而厥冷，两手紧握，胸满气喘，呼吸气粗，面青或者面赤，唇紫舌红；或喉间痰鸣，口吐涎沫；或饮食后突然昏厥，口不能言，肢不能举，腹胀而嗳气腐臭；或中暑昏厥，身热汗出，气喘不语，牙关微闭或口开；或者身热神昏，躁扰不宁，妄言妄见，烦渴面赤，扬手掷足，循衣摸床，撮空理线；或昏迷烦躁，不知所苦，间有神清之时，懒于动作；目喜闭或目开不欲见光，身热不扬，渴不欲饮；或气闭结胸，心下硬痛，手不可近；或气喘不得平卧；或卒然声音嘶哑或失音，耳聋；或小便点滴而出或点滴不出；或大便不通，气闭关格。舌淡或红，苔白或黄腻，脉伏、弦数、沉弦、沉、滑实、弦劲等。

[辨证分析]

气闭是指气向外运行受到阻滞而然，多为突然受到秽浊之气，或气郁之极所致，症见突然昏仆、痉厥等症。由于有因食、因暑、因七情之不同，故有不同的表现。所谓"气闭"，是指因大怒、暴惊、忧思过极等，致使气机闭塞，可出现神昏或晕厥、肢厥等症，称神气郁闭证。或因瘀血、砂石、蛔虫、痰浊等阻塞脉络、管腔等处，亦可导致气机阻闭，而表现为阻塞部位的绞痛等症。气闭属于气的实证，为急性重症，或见昏迷、昏厥，或为脏器绞痛、大小便闭，并有呼吸气粗、声高、脉沉实有力等症。

[辨证要点]

本证以气机突然郁闭，不能向外散越为主要病机。以突然心神昏蒙之昏仆、抽搐、牙关紧闭、两手握固为主要辨证依据。具有起病急，病情危重的发病特点。因此，辨证时必须具备主症，或具备次症中任何一组症状与相应舌脉。

本法常用于对中风、昏迷、癫闭、便秘、耳聋、小儿惊风、癫狂、音哑、晕厥等病的辨证。应与气脱证、气逆证、气滞证等进行鉴别。

❧ 中医如何识别气脱证

气脱证指机体正气虚怯，元气衰惫，气随血脱，阴阳欲离而出现的危重的一种证候。气脱证又称脱气证、阳气虚脱证。临床以昏迷及脏腑功能虚衰症状为特征。

[表现]

突然大汗淋漓，呼吸微弱，昏迷或精神萎靡，气微肢冷，二便自遗。次症表现为面色苍白，目合口张，手撒，鼻鼾，口角流涎，四肢瘫软。舌淡胖、苔白润，脉微弱。

[辨证分析]

主要是以气虚为病理基础，在此基础上，又因过劳更伤于气而外脱。或者在汗、吐、泄利、大失血时，气无所依附而随之外脱。气脱则不能因摄津液，所以有大汗淋漓、口角流涎、二便失禁之症。气是性命之本，脱则生命无以为继，所以有呼吸微弱、昏迷等危重之征。气脱一般是气虚或气不固的进一步发展，若由大失血所致者，称为"气随血脱"。气脱与亡阳常同时出现，除肢厥身凉为亡阳的主要特征，气息微弱欲绝为气脱的主要特征外，其余证候均基本相同，故临床又常称为阳气虚脱。

[辨证要点]

具备两项主症加典型舌脉，或两项主症加一项次症即可辨证。常见于阳气素虚、久病不愈、年高体弱之人，多有急病邪盛、久病不愈、外伤、崩漏、产后大出血、大汗、大吐泻等病史。气脱证与肺、脾、肾三脏关系密切，临床多因肺脾气虚，猝然大汗淋漓而致本证，亦可因脾肾气虚，骤然下利不止而致本证，常为病情突然变化而出现的危重证候，故应积极抢救。

本法常用于对昏迷、战汗、中风、崩漏、产后血晕等病的辨证。应与阴证、阳证、气厥证、气闭证等相鉴别。

❧ 中医治疗气病的六大原则

祖国医学认为，气具有温煦、气化、推动、防御和固摄之功。气之为用，无所不至，一有不调，则无所不病。气有不调之处，即病本所在之处。故治疗时必以调气为要，而调气之法众多，如《读医随笔·升降出入论》所言："气之亢于上者，抑而降之；陷于下者，升而举之；散于外者，敛而固之；结于内者，流而散之"。推而广之，则寒之、热之、乃至按摩、针灸、饮食等均属于调气之列。气病之治则，概而言之，即：气虚则补，气滞则疏，气陷则升，气逆则降，气脱则固，气闭则开。

1.气虚则补

肺主一身之气，脾为后天之本，气血生化之源，故补气主要是补脾肺之气，而尤以培补中气为重；先天之精气，依赖于肾藏精气的生理功能，才能充分发挥先天之精气的生理效应。故气虚之极，又要从补肾入手。

气为血之帅，血为气之母，二者互根互用，故补气又常与补血相结合。气虚为阳虚之渐，阳虚为气虚之极，故在极度气虚时又当与补阳同用。补气药易于壅滞，一般情况下，痰湿内盛者，不宜使用，但必要时可补气与化痰、祛湿兼施。又有气虚不运而生胀满者，用塞因塞用之法，亦应稍佐理气之品。

2.气滞则疏

气滞即气机郁滞不畅。多因情志失调，或痰湿食积、瘀血等停聚于内，影响气的流通，导致局部或全身的气机不畅，从而引起某些脏腑、经络的功能障碍。故云："气血冲和，百病不生，一有怫郁，诸病生焉。故人生诸病，多生于郁"（《丹溪心法》），因为人体的气机升降出入多与肝主疏泄、肺主宣降、脾主升清、胃主降浊，以及小肠、大肠主泌别传导功能有关，故气滞多与肺、肝、脾、胃等脏腑功能失调有关。肝主疏泄，调畅气机，若肝失条达，气机郁结，郁则气滞。所以，气滞之病又以肝气郁滞为先。

治疗气滞，定当理气行气。所谓调气、舒气、理气、利气、行气，虽名称不同，轻重不一，但总以"疏气令调"为期。因气滞有或在形躯，或在脏腑，或因寒，或因热，或因虚，或因实之异，故不可一味破气、行气，应根据脏腑经络之寒热虚实而调之。用苦寒泄热而不损胃，用辛温理气而不破气，用滑润濡燥涩而不滋腻气机，用宣通而不揠苗助长。疏气药大多辛香而燥，大剂或久用能耗气、散气和消耗津液，对血虚、阴虚以及火旺等，均当慎用。

3.气陷则升

气陷，即气虚升举无力而反下陷，失于摄纳的一种病理变化。多因禀赋不足，或久病体虚，使脏器之维系、气液之统摄等受到损害，当升者不能升，当固者不能固，而导致各种气虚下陷之候。陷者举之，故气陷当用升气之法。升气之法主要用于中气下陷而见囟陷、胞睑下垂、脱肛、滑泄不止，以及冲任不固所至崩中漏下、带下、阴挺、胎动不安等。

4.气逆则降

气逆是指气机升降失常，脏腑之气逆而上冲的病理变化。气逆多见于肺、胃、肝等脏腑。肺气逆则咳嗽胸闷；胃气逆则恶心嗳气；肝气逆则头痛而晕、胸胁胀满，甚则昏厥；肾气（冲气）逆则奔豚。气逆则降气，所谓"气逆于脏……当以顺气为先"（《景岳全书·血证》）。降气又称顺气，平气。气逆于上，以实为主，亦有虚者。降气法，适于实证，且宜暂用，不可久图。若因虚而逆者，补其虚而气自降，不得用降气之品。

5.气脱则固

气脱是气的内守固摄作用过弱，而致气的外越散脱的一种病理变化。多因气虚至极而成。由于体内气血津液遭到严重损耗，以致脏腑的功能衰竭，阴阳失其相互为根之常，因而有脱绝危亡之险。脱有缓急，故临床上有虚脱和暴脱之分。凡汗出亡阳、精滑不禁、泻痢不止、大便不固、小便自遗、久嗽亡津者，属于气脱。虚者补之，涩可固脱。故气脱者每于补气固本之中加入收涩之品，以补而涩之。若属暴脱者，固涩无效，应当补阳助阴，使阴固阳潜。固涩法常与补法同用，又据证之寒热而与温法或清法同用。因气属阳，故气脱之治，多温补与固涩同用。

6.气闭则开

气闭是由于浊邪外阻，或因气郁之极，甚至气的外出亦为所阻，从而出现突然闭厥的病理变化。临床上以突然昏倒，不省人事，或伴有四肢厥冷为主要特征。闭则宣开，因清窍闭塞而昏厥，故又称开窍。开窍有温开、凉开之分。气闭有虚实之分，实则邪未减而正未衰，治当开其闭：而虚则为内闭外脱之候，当予以补气养血，回阳固脱之品。切勿但见气机闭塞，不分虚实，一律用辛香走窜、通关开窍之药，以避免犯虚虚实实之弊。

✎ 中医如何识别血虚证

血虚证是指血液亏虚，脏腑经络、形体官窍失其濡养所表现的证候。常由失血过多，或生血不足，或思虑过度，暗耗阴血所引起。

[表现]

面色淡白无华或萎黄，口唇、爪甲色淡，头晕目眩，或心悸，失眠，多梦，或手足拘挛麻木，或妇女月经量少、色淡，或月经后期，或经闭。舌淡苔白，脉细。

[辨证分析]

面色淡白无华，口唇、爪甲色淡皆提示患者体内血虚。加之头晕目眩，为血虚无以养脑；心悸，失眠，为血虚无以养心；月经量少色淡，血量减少，月经必然量少，甚至后期或闭经。舌淡苔白，脉细，均是血虚的表现。

血为体内流动着的具有营养作用的红色液体，当其不足之时肌肤黏膜下红色成分减少，故见面、舌、唇、甲色淡白之症。脏腑经脉失于营养，所以有头晕、目眩、心悸、失眠等症。

[辨证要点]

本证以血液不足，脏腑组织失于濡养为主要病机。以面色萎黄，或面、舌、唇、爪甲色淡白，脉虚而细为辨证依据。血虚证以心、肝两脏为多见，故有心悸、失眠多梦，或头晕目眩、手足拘挛麻木、月经量少色淡等心、肝病症的定位症状。

此外，对本证的辨证要注意，必须具备主症和两项次症加典型舌脉。常有禀赋不足、脾胃虚弱、久病不愈、瘀血内阻、劳倦内伤、思虑过度及各种急、慢性出血等病史。

本法常用于对心悸、不寐、健忘、中风、虚劳、眩晕、头晕、头痛、痉病、血病、便秘、发热、月经不调、闭经、不孕等疾病的辨证。应与血脱证、阴虚证等相鉴别。

❧ 中医如何识别血瘀证

凡离经之血不能及时排出和消散，停留于体内，或血行不畅，阻塞于经脉之内，或瘀积于脏腑组织器官之中，均称为瘀血。由瘀血内阻所引起的病证，称之为血瘀证。血瘀证又称血凝证、蓄血证，常由气虚、气滞、血寒、血热、外伤等所引起。

[表现]

因瘀血所瘀阻的部位及形成瘀血的原因不同，其表现各异。如瘀阻于心，可见心悸，胸闷心痛，口唇指甲青紫；瘀阻于肺，可见胸痛，咳血；瘀阻于肝，可见胁痛，胁下肿块；瘀阻于胃，可见呕血，大便色黑如柏油；瘀阻攻心，可见发狂；瘀阻胞宫，可见痛经，月经不调，经色紫暗成块；瘀阻于肢体肌肤局部，可见局部肿痛青紫。舌质紫暗或有瘀斑、瘀点，脉细涩或结代。

[辨证分析]

血行不畅，运行阻滞。凡离开经脉的血液，未能及时排出或消散，而停留于某一处；或血液运行受阻，壅积于经脉或器官之内，呈凝滞状态，失去生理功能者，均属瘀血。由瘀血内阻而产生的证候，是为血瘀证。

[辨证要点]

本证以血行不畅，瘀阻体内为主要病机。以痛如针刺、痛有定处、肿块固定、出血色紫有块、皮肤紫斑、唇舌表紫、指甲青紫、脉涩为主要辨证依据。临床上常见的血瘀证有心脉瘀阻证、肺血瘀证、肝血瘀证、胃肠血瘀证、瘀阻胞宫证、下焦蓄血证、瘀阻肌肤证等。由于引起血瘀的病因不同，临床上常有兼证出现，如气滞血瘀、气虚血瘀、寒凝血瘀、瘀热互结、痰瘀互结等。另外，血瘀影响气化，阻滞水液的输布，因此还可形成血瘀水肿证。

此外，对此证的辨证还应注意具备两项以上主症，或具备一项主症和两项次症，或两项次症加典型舌脉。多有外伤、脑震荡、出血、手术、月经异常及精神异常病史。常有气虚、气滞、痰阻、寒凝等兼证。

本法常用于对心悸、怔忡、发热、头痛、胸痛、胁痛、胃脘痛、腹痛、腰痛、眩晕、中风、噎膈、黄疸、臌胀、癫狂、痉病、痛经、经闭等病的辨证。应与血热证、气滞证等相鉴别。

❧ 中医如何识别血热证

血热证是指血分有热，灼伤脉络，迫血妄行所表现的证候，即血分的热证。血热证又称热煿于血证。常由外感火热邪气，或情志过极，化火生热，伤及血分所引起。

[表现]

咳血，吐血，衄血，尿血，便血，妇女月经提前，量多，或崩漏，或局部疮疡红肿热痛，或伴身热，口渴，心烦，甚则躁狂，舌质红绛，脉数。

[辨证分析]

由于热在血分，必然迫血妄行，或使血行壅聚，伤阴耗液，故表现为热盛动血或局部血行壅滞的证候特点。血热证既可见于外感温热病中，即温热邪毒内传，深入血分，形成卫气营血辨证中的"血分证"；又可见于其他杂病中，如咳血，吐血，衄血，尿血，月经量多，崩漏等；外科疮疡病中所表现的皮肤、肌腠等组织的疮疖疔痈及内脏的痈肿等，皆可由血热所致。

[辨证要点]

本证以血分有热，血行加速或妄行为主要病机。以各种出血（咳血、吐血、衄血、尿血、便血、妇女月经量多等）症状和实热症状并见为辨证依据。可兼身热、口渴、心烦或躁狂、舌质红绛、脉数等热象和伤阴的症状。

此外，本证还具有出血量多，色鲜红，病势较急的特点。血分火热炽盛有外感、内伤之别，本法论述的为内伤杂病，外感病血分邪热炽盛见卫气营血辨证法。

本法常用于对血证、月经先期、崩漏、疮疡、发热等病的辨证。应与血燥证、血瘀证、热入营血证等相鉴别。

❧ 中医如何识别血寒证

血寒证是指寒邪客于血脉，凝滞气机，血液运行不畅所表现的证候，即血分的寒证。血寒证又称血冷证，寒客血脉证。常由外感寒邪伤及血分所引起。

[表现]

手足局部冷痛，痛处肤色青紫发凉，得温痛减，遇冷痛剧，或少腹拘急冷痛，或妇女少腹冷痛，月经后期，经色紫暗，夹有瘀块，伴畏寒肢冷，喜温恶寒，舌淡紫、苔白滑，脉沉迟或涩。

[辨证分析]

寒为阴邪，易伤阳气，有收引、凝滞的致病特点。血寒证是指寒邪客于血脉，凝滞气机，血液运行不畅所表现的实寒证候。由于寒在血脉，必然阻滞血液运行，故表现为手足冷痛、肤色紫暗发凉，或少腹拘急疼痛，或月经衍期、经色紫暗、夹有血块等症。

[辨证要点]

本证以寒伤血脉，血行不畅为主要病机。以身体局部冷痛和寒性症状并见为辨证依据。有喜温恶寒、肢冷、舌淡紫、苔白滑、脉沉迟或涩等寒证的一般症状。又有手足局部冷痛、痛处肤色青紫发凉，或妇女少腹冷痛、月经后期、经色紫暗、夹有瘀块等血寒证的症状。

此外，对血寒证的辨证还应注意，必须具备主症或具备次症中的任何两项加典型舌脉。常见于年高体弱、阳气素亏之人，多有感受外寒病史。

本法常用于对冻伤、中寒、脱疽、腹痛、月经不调、痛经等病的辨证。应与气滞证、血瘀证等相鉴别。

❧ 中医如何识别辨血脱证

血脱证指突然大量失血或长期慢性出血致严重阴血亏耗，阳气衰少，脏腑组织失养所表现的一种证候。

[表现]

主症表现为出血，面色苍白，夭然不泽。次症表现为头晕眼花，四肢清冷，汗出如珠，口唇爪甲淡白，心悸怔忡，气微而短，甚则昏厥不省人事。舌淡白，脉空虚或芤，或微细。

[辨证分析]

血能载气，血为气之母。由于出血过多，气无所依附而随之外脱，所以除大出血的主症外，同时伴有四肢清冷，气息微弱，昏迷，大汗淋漓等气随血脱的特点。

[辨证要点]

以有突然大量出血为主症或出血量多的病史，伴有大汗出、气息微弱或昏迷等气脱特点为辨证依据。主症兼两项次症加典型舌脉即可诊断。

本法常用于对吐血、衄血、便血、咳血、呕血、崩漏、产后大出血等病的辨证。应与血虚证相鉴别。

❧ 中医如何识别血燥证

血燥证指体内精血亏夺而致机体失于滋润所表现的一种证候。血燥证又称内燥证、津枯血燥证、血液枯燥证、血分枯燥证。

[表现]

主症表现为皮肤干涩，口燥咽干，面色淡白无华。次症表现为毛发干枯，肌肉消瘦，或皮肤瘙痒，粗糙鳞屑，肌肤甲错，大便秘结，小便短少，心悸失眠，头晕眼花，肢体发麻。舌红苔干，脉弦细数。

[辨证分析]

血有滋润濡养之作用，如若血液不足，失于滋润便会见到各种干燥枯涩的临床症状。如皮肤瘙痒，粗糙鳞屑，肌肤甲错等。

[辨证要点]

精血不足，失于滋润为主要病机。有津血不足，干燥枯涩之干涩、口燥等症状。辨证时必须具备主症加典型舌脉，或主症之一加两项次症及典型舌脉即可诊断。多见于年高体弱之人，常有津液耗伤的病史。

本法常用于对多种疾病，尤其是慢性病后期，如噎膈、积聚、虚劳、便秘、闭经、湿疹、白瘖等病的辨证。应与阴虚证、血虚证、血热证等相鉴别。

❧ 中医治疗人体血病的六大原则

血为水谷之精华，出于中焦，生于脾，宣于肺，统于心，藏于肝，化精于肾，功司濡养、滋润，调和五脏，洒陈六腑，维持着生命活动的正常进行。临床上，血之为病，证有血虚、血瘀、出血、血寒、血热之分，其治疗则有补、行、止、凉之异。

1.血虚则补

血虚是指血液不足或血的濡养功能减退的一种病理变化。心主血，肝藏血，脾生血统血，肾精可化而为血，所以血虚多与心、肝、脾、肾有密切关系。气为阳，血为阴，气能生血，血能载气。

根据阳生阴长的理论，血虚之重证，于补血方内常配入补气药物，可收补气生血之效。血虚与阴虚常常互为因果，故对血虚而兼有阴虚者常配伍补阴之品，以加强其作用。

补血药多滋腻，可妨碍消化，故对湿滞中焦、脘腹胀满、食少便溏者慎用。如必须应用，则应与健脾和胃药同用，以免助湿碍脾，影响脾胃之健运。

2.血脱则固

下血不止，崩中漏下，诸大出血，皆属血脱，用涩以固脱。凡脱则散而不收，故用酸涩温之品，以敛其耗伤。气能行血，血能载气，所以血脱必然导致气脱，即气随血脱，并非单纯的血脱，甚则阴竭阳脱，出现亡阳亡阴之危候。凡治血脱者，于止涩药中加入气药，如大失血又当用固脱益气之法。

3.血瘀则行

血瘀是指血液运行迟缓和不流畅的病理状态。"血实者宜决之"（《素问·阴阳应象大论》），瘀者行之，总以祛瘀为要。在具体运用活血化瘀法时，应注意以下原则。

辨证精确：运用活血化瘀法，除正确地掌握瘀血的诊断指征外，还必须分清其病位之表里、病性之寒热、病势之虚实，方能收到预期效果。如活血化瘀虽是治瘀血证的总则，但瘀血有轻重缓急之分。故活血化瘀又有"和血行瘀""活血化瘀""破血逐瘀"之别。一般来说，应根据瘀血程度的轻重，分别按和血行瘀、活血化瘀、破血逐瘀三法之序，先轻后重。切勿不分轻重，动辄破瘀攻逐，虽能取快于一时，但瘀去而正伤。

掌握药性：活血化瘀疗法的作用是通过具有活血化瘀功效的

药物和方剂来体现的。因此，必须掌握药物的特性。其一，"寒者热之，热者寒之"是中医治病的基本原则，血瘀之因有寒热之分。"血受寒则凝结成块"、"血受热则煎熬成块"（《医林改错》）。因此，要根据药物之寒热温凉分别选用。其二，活血化瘀药物除具有通行血脉、调畅血气、祛除瘀滞的共同功效外，每味药还可兼有行气、养血、凉血、止血、消癥、通络、利水、疗伤、消痈等不同作用。其三，某些活血化瘀药物，对疾病或病变部位具有敏感性。如消癥除痞之三棱、莪术、阿魏，治疗肿块之黄药子、刘寄奴；瘀血在上部用川芎，下部用牛膝，瘀血入心用郁金，在肝用泽兰等。掌握这些药性，选药组方可恰到好处。

熟悉配伍：血瘀往往是由多种原因而引起的，所以活血化瘀必须根据辨证的结果，视具体情况配合其他疗法，才能充分发挥它的功效。临床常用的配伍有：理气行气、补气益气、补血养血、止血消癥、凉血温经、清热解毒等。

4.血寒则温

血寒是指寒邪侵袭经络，气血流行不畅，或素体阳虚，虚寒内生，而致气血凝滞而言，以寒痛为其临床特征。"寒"是中医病因学中的"六淫"之一和辨证诊断学中的"八纲"之一。中医理论认为，血得温而行，得寒则凝。《素问·阴阳应象大论》中说："阴胜则阳病……阴胜则寒"，《素问·调经论》中也说："阳虚则外寒……阴胜则内寒"。这说明阴阳失衡、阳虚阴盛是产生内寒证的基础。《素问·调经论》认为："气血者，喜温而恶寒，寒则泣（涩）而不行，温则消而去之。"《诸病源候论》中提出："寒则血结，温则血消"，故寒凝血脉是血栓病形成的主要病因之一。

《医林改错》也认为"血受寒则凝结成块"，形象地说明寒是导致血栓的重要原因。

5.血热则凉

血热是脏腑火热炽盛，热迫血分，或外感温热邪气侵入血分的一种病理变化，以出血和热象为临床特征。热者寒之，故血热多选用清热凉血和凉血止血之品治之。血得寒则凝，得温则行，所以应用凉血止血和清热凉血等寒凉药物，要中病即止，不可过剂。出血而有明显瘀滞者，不宜一味用大剂量寒凉止血之品，必要时配合活血行血药，旨在避免留瘀之患。热盛必伤阴，除配伍有养阴作用的清热凉血和凉血止血之品外，亦可加入养阴之药。

6.出血则止

凡血液不循常道，上溢于口鼻，下出于二阴，或溢于肌肤者，统称为出血，出血宜止血。正确地运用止血法，必须注意以下几点。

分清出血的原因和性质：出血的原因大多与火和气有关，"血动之由，惟火惟气耳"（《景岳全书·血证》）。气为血帅，血随气行，或火旺而气逆血溢，或寒凝而气滞血瘀，亦有气虚挟寒者，但出血以属热者为多。此外，内有瘀血，血脉阻滞，流行不畅，导致血不循经，亦可发生出血。出血之病机以气为主，贯通寒热虚实。

止血还必须分清出血的部位，因为咳血、衄血、吐血、便血、尿血、阴道出血，不仅有寒热虚实之异，而且所累脏腑也不尽一致。因此，止血必须辨证施治，切勿一味止血，即"见血休治血"之谓，忌用大剂寒凉或固涩：出血虽以属热者为多，但血证初起，应禁用大剂凉血止血，寒凉药亦不可久用，以防止瘀血内停，损伤脾阳，脾愈伤则血愈不归经。更忌单纯用收涩止血之品，对出血而兼血瘀证尤须如此，切勿"闭门留寇"。

关于炭剂止血的应用：炭剂止血是中医治疗出血的重要措施，素有"红遇黑则止"之说。但不能凡见出血，不分病之虚实，药之寒热，皆炒炭投之。

使用炭剂止血的一般规律是：实热火证之出血，须苦寒之药以直折其火，热清则血自宁。虚热火旺之出血，宜滋阴清热降火，用甘寒、咸寒以滋阴清热，炭剂焦苦有伤津耗液之虞，故不宜使用炭剂。出血之虚寒者，当用温热之品，而寒凉药则不相宜。若寒热错杂，虚实并见之失血，用药宜寒热兼顾，虚实并进，止血之剂不论寒药与热药，均可炒炭而用。临床用炭剂止血，须权衡利弊，正确使用才能体现炭剂止血之妙用。

❧ 气血同病的两大治疗原则

气非血不和，血非气不运，气属阳，血属阴，一阴一阳，互相维系。由于气血之间的关系非常密切，生理上相互依存，病理上常相互影响，终致气血同病。气对血有温煦、化生、推动、统摄作用。气虚无以生化必致血虚，推动、温煦之功减弱必致血瘀，统摄无权必致出血，气滞则血因之而瘀，气机逆乱则血亦随之而上逆或下陷。此为气病及血。同样，血病亦可及气，如血虚无以载气，则血亦随之而少，血瘀则气亦随之而滞，血脱则气无所附，必随之脱逸，乃至亡阴、亡阳之危候。气血关系失调，常常表现为气血同病，故治疗则应调整两者之间的关系，从而使气血关系恢复正常状态。

1.气病治血

气血互相维附，气虚则血弱，气滞则血瘀，气陷则血下，气逆则血乱，气温而血滑，气寒而血凝。气病则血随之亦病。故曰："气为血之帅，血为气之母，气即病矣，则血不得独行，故亦从而病焉，是以治气药中必兼理血之药。"（《医家四要》）这就是气病治血的理论依据。总之，治气不治血，非其治也。气虚宜"精中求气"，气郁宜兼顾其耗阴血滞，气逆宜求于气血冲和，这是治疗气病的重要原则。

2.血病治气

气病血必病，血病气必伤，气血两者，和则俱和，病则同病，但"气为主，血为辅，气为重，血为轻"（《医学真传·气血》）。所以"气血俱要，而补气在补血之先，阴阳并需，而养阳在滋阴之上"（《医宗必读·水火阴阳论》）。此虽指治疗虚证而言，实为治血之准则。一言以蔽之，治血必治气，气机调畅，血病始能痊愈。

血虚者，补其气而血自生。血虚补气之法，以健脾益气，温养心气，补益肾气为主。因为脾能健运，化源充足，血脉充盈；心生血，水谷精气赖心阳之温煦，才能变化而赤为血。肾阳为一身诸阳之本，肾精赖真火之蒸化方能化而为血。

血滞者，行其气而血自调。气有一息之不运，则血有一息之不行。气行则血行，气滞则血瘀，血瘀气亦滞，故治疗血瘀必须重视调气。因气虚、气滞均可致瘀，且血之运行与心、肺、肝、脾等有密切关系。所谓调气又有疏肝理气、宣畅肺气、温通心气和补益元气之分，其中尤以调肝气为最。肝主疏泄，疏通气机，促进气血之运行。若肝郁气滞，疏泄失职，气滞则血瘀。所以必用疏肝理气之药物，疏通气机，气行则血亦行，不治瘀自化。

血溢者，调其气而血自止。血随气行，气和则血循经，气逆则血乱溢，气虚、气实、气寒、气热均属气失冲和之列。故治血必调气，气和则血宁。

综上，气之与血，两相维附，气为主，血为辅，气为橐龠，血如波澜，故"有因气病而及血者，先治其气；因血病而及气者，先治其血。"（《医宗必读·辨治大法论》）临证时，应综观全局，燮理阴阳，使阴平阳秘，气血调和，则其病自愈。

第四章

最简单的补气养血方法：家常食疗

✍ 五谷杂粮让你气血充足

古代称粟、豆、黍、麦、稻五种粮食为五谷，后人多泛指各种粮食。五谷是养育人体的主食，它富含碳水化合物、蛋白质、脂肪等，营养配比很符合人体的需要，所以是补养精气最完美的食品。

五谷为养

《黄帝内经》提倡"五谷为养，五畜为益，五果为助，五菜为充"的饮食原则，认为五谷杂粮才是养生的根本。一说到进补，人们想到的往往是各种补药或山珍海味。其实，人们常吃的五谷杂粮才是滋补身体的法宝。五谷作为主食，是饮食中最为重要的组成部分，小麦、粳米、大米、小米等，均是味甘、性平，具有"补脾胃，益气血，长肌肉，和五脏"的功效。

从中医角度来看，所谓"五谷杂粮"都是植物的种子，一颗小小的种子埋在土里，到了春天发芽、成长、壮大，最终成长为一棵完整的植物，充分说明种子里面具备旺盛的生命力，浓缩了植物的所有精华，具有四季之气，升降浮沉四气均平，气平以养生，因此我们的祖先将之定为主食，有其深刻的内涵。

安谷则昌

古人提倡"安谷则昌"，意思就是吃得下饭，身体才健康，这与现代营养学的理论也是一致的。在《中国居民平衡膳食宝塔》中，五谷杂粮等主食位于宝塔的底端，是整个膳食结构的基础。而《中国居民膳食指南》也告诉我们，在食物多样化的前提下，日常饮食应以谷类为主，它能提供人体所需的能量和一半以上的蛋白质。

现在许多人为了减肥而不吃主食，导致脸色苍白或蜡黄，抵抗力下降，气血不调。其实我们每天至少应该吃300克的主食，包括米饭、馒头、面条、燕麦、玉米等，同时应注意粗细搭配。

此外，现在的精制大米、白面等细粮，其加工过程中把种子的皮、胚芽剥掉，损伤了种子中的生命力，使之缺乏生机。大米放在水里无法发芽，营养价值大幅度降低，所以最好食用完备的种子，也就是粗粮。没有经过细致加工保持原始生机的粮食，其谷气充沛，补养人的元气效果最好。

❧ 五谷的养生价值

五谷具有很好的养生保健价值，如果运用得当，就会为健康添砖加瓦，保驾护航。

荞麦：吃荞麦可以预防心血管疾病与癌症。

燕麦：燕麦有利于预防和治疗心血管疾病、糖尿病、脂肪肝，并可有效地防治结肠癌、便秘、静脉曲张等疾病。对中老年人增进体力、延年益寿大有裨益。

高粱：高粱比其他谷物难于消化，更具有饱腹感，因此非常适合于糖尿病患者食用。

玉米：含一种抗癌因子——谷胱甘肽，对清除体内自由基，刺激体内免疫反应，增强免疫力有重要作用。用玉米胚芽制成的胚芽油是一种上等植物油，具有抗疲劳、降血脂、预防心血管疾病的功效。

小麦：含有钙、磷、铁及帮助消化的淀粉酶、麦芽糖酶等，还含有丰富的维生素E，是保护人体血液、心脏、神经等正常功能的必需营养元素。另外，常吃小麦还可增强记忆、养心安神。

小米：味甘，性微寒，有健脾、除湿、安神等功效。

大豆：性味甘平，有健脾宽中、润燥利水的效用，可辅助治疗疳积泻痢、腹胀瘦弱、疮痛肿毒、外伤出血等症。

绿豆：味甘，性寒，有利尿消肿、中和解毒和清凉解渴的作用。

豇豆：性味甘平，有健脾利湿、清热解毒、止血消渴的功效。

民以食为天，五谷又是食的主要组成部分，我们日常生活中的五谷杂粮都对身体意义重大，更是保证气血充足的必要主食，为了保证气血充足以及身体的健康，大家在饮食过程中，万不可忽视五谷杂粮。

～ 补气养血的家常食疗

常见的食物很多都有补益气血的功效，大家不妨在日常饮食中选择几种适合自己的进行食补，把养生融入一日三餐当中，既不费力，也不费钱，可谓一举两得。

1.红糖姜汤

材料：姜20克、干枣15克、红砂糖50克。

制作方法：将红糖、大枣煎煮20分钟后，加入生姜（切片）盖严，再煎5分钟即可。

功效：补气养血，温经活血。适用于胞宫虚寒、小腹冷痛、月经量少而色黯者。

2.桑葚枸杞糯米粥

材料：糯米100克、桑葚（紫，红）30克、枸杞子30克、白砂糖15克。

制作方法：分别将桑葚、枸杞、糯米淘洗干净。在锅中加适量清水，放入桑葚、枸杞、糯米，煮沸；转用文火熬至米熟烂成稀粥；加入白砂糖搅拌，即可食用。

功效：本品具有养阴补血、滋肝益肾之功效，适用于骨质疏松症、肝痛阴虚证、腰痛骨酸、心烦热、口干燥、尿黄、便干、男性遗精、女性月经不调或闭经、形体消瘦、面色萎黄等症。

3.红枣菊花粥

材料：粳米100克、枣（干）50克、菊花15克、红砂糖20克。

制作方法：将红枣洗净，浸泡片刻；粳米、菊花洗净。红枣、粳米、菊花一同放入锅内，加清水适量，煮粥；待粥煮至浓稠时，放入适量红糖调味食用。

功效：此方具有健脾补血、清肝明目之功效，长期食用可使面部肤色红润，消除皱纹，起到保健防病、驻颜美容的作用。

4.红枣糯米粥

材料：黑米50克、糯米100克、枣（干）10克、当归6克、元胡3克、冰糖15克。

制作方法：糯米、黑米分别洗净，用冷水浸泡3小时，捞出，沥干水分。元胡以小布袋包好；当归、红枣用冷水洗净。锅中加入约1500毫升冷水，将黑米、糯米、当归放入，并放上元胡小布袋，用旺火烧沸，再用小火煮约半小时，加入红枣，继续熬煮15分钟，加冰糖入锅调味，再稍闷片刻，即可盛起食用。

功效：此方补虚养生，活血，补血。

5.番茄山药粥

材料：大米100克、番茄100克、山楂(干)10克、山药(干)20克。

制作方法：将山药润透后洗净，并切成片。番茄洗净后切成牙状。山楂洗净，去核并切成片。大米淘洗干净。将大米、山药、山楂一同置于锅中，加入800毫升清水，然后将锅置武火上烧沸，再改用文火煮30分钟，加入番茄再煮10分钟即成。

功效：本品具有补脾胃、益气血、降血压之功效，适合高血压患者常服。

6.加味枇杷膏方

材料：枇杷叶50克、梨200克、枣（鲜）250克、莲子120克。

制作方法：枇杷叶加水煎煮1小时后，去渣取汁。梨去皮、心，切碎与枣、莲子同放锅内，铺平，倒入枇杷叶汁，使其浸过梨、枣以及莲子，加盖，煮半小时翻转，再煮半小时，用瓷罐收好，可随意温服。

功效：益气养血。适用于气血两虚、身体羸弱、四肢酸软、精神倦怠、腰背酸痛、饮食减少等症。

看了以上的食疗方，是不是已经对补养气血的方法有一定了解了呢？看似复杂的食疗方个个都是补气养血的佳品，要想得到健康，千万不能忽略这些小常识。

❧ 补养气血的花茶

在东方的养生术里，花茶具有非常重要的地位。饮花茶不仅是一种乐趣，而且还可以保健祛病。对于容易气血失调的女性来说，玫瑰花茶应该是首选。它性质温和，适宜天天饮用。玫瑰花有很强的行气、活血、化瘀、调和脏腑的作用。

花茶，尤其是玫瑰花茶，对补气养血具有特殊的功效。如果气血不顺了，不妨冲杯花茶调养一下，尤其对女性朋友来讲，花茶对调养气色，美容养颜具有特殊疗效。如果脸色不好或脸上长斑、月经失调、痛经等问题，大都与气血运行失常，瘀滞于胞宫或面部有关。玫瑰花茶可以作为辅助的食疗，一旦气血正常了，面色自然红润，脸色会逐渐变得同花瓣一样红润。

玫瑰花茶的功效

玫瑰花，中医记载：性温，味甘、微苦，入肝、脾经。《本草正义》说："玫瑰花，香气最浓，清而不浊，和而不猛，柔肝醒胃，行气活血，宜通滞而绝无辛温刚燥之弊，断推气药之中，最有捷效而最为驯良者，芳香诸品，殆无其匹。"喝玫瑰花茶可调理血气，促进血液循环，缓和情绪，平衡内分泌，补血气，美颜护肤，对肝及胃有调理作用，增强肝脏、胃肠功能，长期饮用亦有助于促进新陈代谢。由于玫瑰花茶有一股浓烈的花香，治疗口臭效果也很好。

配方

取玫瑰花15克泡水，气虚者可加入大枣3~5枚，肾虚者可加入枸杞子15克。可以根据个人的口味加入冰糖，以减少玫瑰花的涩味。

注意事项

玫瑰花最好不要与茶叶泡在一起喝，因为茶叶中有大量鞣酸，会影响玫瑰花疏肝解郁的功效。此外，由于玫瑰花活血散瘀的作用比较强，月经量过多的人在经期最好不要饮用。玫瑰花有收敛作用，便秘者不宜饮用。

储存方法

（1）密封包装是最佳的方式：密封罐是玫瑰花茶最好的保存器皿，可避免花茶受潮变质。所以，最好的方式就是将花茶放在密封罐中，并将罐口密封好，以免受潮；如果用原来的袋装，要将空气挤出，用夹子夹好，保持密封。另外，还可以放在保鲜盒中，方便收藏。

（2）避免阳光直射：要将花茶放置于阴凉干燥的地方，这是因为光线、湿气与温度都容易让花茶变质。若将花茶放在冰箱中，则可以延长保存期限。但经常饮用的花茶并不需要冷藏于冰箱中，只需用密封的玻璃罐保存即可。

❧ 常用补气食物

1.粳米：补中益气

粳米俗称大米，是由稻子的子实脱壳而成的。粳米是中国居民的主食之一。无论是家庭用餐还是去餐馆，米饭都是必不可少的。粳米其味甘淡，其性平和，每日食用，百吃不厌，是天下第一补人之物，南方人更是以此为主食，日日食用。

（1）营养功效：粳米含有大量糖类，是热量的主要来源。其中蛋白质虽然只占7%，但因用量很大，所以仍然是蛋白质的重要来源。粳米所含的必需氨基酸比较全面，还含有脂肪、钙、磷、铁及B族维生素等多种营养成分。粳米熬成粥具有补脾、和胃、清肺、益气、养阴、润燥的功能。粳米性味甘平，有益于婴儿的发育和健康，能刺激胃液的分泌，有助于消化，对脂肪的吸收也有促进作用，还能促使奶粉中的酪蛋白形成疏松而又柔软的小凝块，使之容易消化吸收，因此，将米汤作为婴儿的辅助饮食是比较理想的。

中医认为米油为煮米粥时，浮于锅面上的浓稠液体。其性平味甘，大能补虚，老幼皆宜，病后、产后、体弱之人尤为适合。《本草纲目拾遗》云："米油滋阴长力，肥五脏百窍。力能实毛窍，最肥人"。《紫桂单方》中有对男子精少不育的专门论述，"治精清不孕：煮米粥滚锅畔面上米沫浮面者，取起加炼过食盐少许，空腹服下，其精自浓。"中医治病常将粳米加入到方药中，取其可补正气之功。中医认为粳米有补中益气、健脾养胃、益精强志、和五脏、通血脉、聪耳明目、止烦、止渴、止泻的功效，认为多食能令人"强身好颜色"。历代医学家对粳米功用的论述也颇多，诸如益气，止烦，止渴，止泻，补中，壮筋骨，益肠胃。明代汪颖也说："粳有早、中、晚三收，以晚白米为第一……天生五谷，所以养人，得之则生，不得则死。惟此谷得天地中和之气，同造化生育之功，故非他物可比。"

（2）食疗注意：一是糖尿病患者不宜多食粳米，因粳米含有丰富的糖类，多食可以升高血糖，加重糖尿病的病情。不宜食用霉变或未蒸煮熟透的米饭。霉变的粳米或夹生的饭能够毒害胃肠，引起胃肠道炎症及病变，出现腹痛、恶心、腹泻等症状。第二，清代王孟英说："炒米虽香，性燥助火，非中寒便泻者忌之。"第三，做粳米粥时忌放碱。因为粳米是人体维生素B_1的重要来源，碱能破坏粳米中的维生素B_1，而维生素B_1缺乏，会出现"脚气病"。第四，不能长期食用精米，对糙米不闻不问。因为精米在加工时会损失大量营养，长期食用可导致营养缺乏。所以只有粗细结合，才能营养均衡。第五，用粳米做米饭时一定要"蒸"而不要"捞"，因为"捞饭"会损失掉大量维生素。

2.小米：补气暖胃，小米粥称为"代参汤"

小米又称粟米，我国北方许多女性在生育后，都有用小米加红糖来调养身体的传统。小米粥是健康食品，可单独煮熬，亦可添加大枣、红豆、红薯、莲子、百合等，熬成风味各异的营养品。因此，民间常将小米粥称为"代参汤"。小米磨成粉，可制糕点，美味可口。

（1）营养功效：现代医学认为小米无须精制，其中的维生素B_1可达大米的几倍，矿物质含量也高于大米。由于其含有维生素B_2，因此具有防止消化不良及口角生疮的功能。

中医认为小米味甘、咸，有清热解渴、健胃除湿、滋阴养血的功效，可以使产妇虚寒的体质得到调养，帮助她们恢复体力。小米还具有防止反胃、呕吐，防治消化不良的作用。中医认为小米具有安眠的功效，经常失眠的人坚持食用有好的疗效。具体食用方法为：取小米适量，加水煮粥，晚餐食用或睡前食用。

（2）食疗注意：需要注意的是在煮粥时，小米粥不宜太稀薄。小米宜与大豆或肉类食物混合食用。小米的蛋白质营养价值并不比大米好，因为小米蛋白质的氨基酸组成并不理想，其中赖氨酸过低而亮氨酸又过高，所以产后不能完全以小米为主食，应注意搭配，以免缺乏其他营养。

3.黑木耳：益气，凉血，止血

黑木耳生于桑、槐、柳、楠、楮等朽木上，淡褐色，形似人耳，故俗称黑木耳。黑木耳色泽黑褐，质地柔软，味道鲜美，营养丰富，可素可荤，为中国菜肴大添风采。另有白色者，生于桑树上，即白木耳，又叫银耳。

（1）营养功效：黑木耳性味甘平，有凉血止血、益气补虚、滋阴润肺、补脑强身、和血养颜的功效。黑木耳为滋补性营养强壮食品，而且能养血驻颜，令人肌肤红润、容光焕发，并可防治缺铁性贫血。对胆结石、肾结石等内源性异物也有比较显著的化解功能。能减少血液凝块，预防血栓等病的发生，有防止动脉粥样硬化及冠心病的作用。黑木耳含有的抗肿瘤活性物质，能增强机体免疫力，经常食用可防癌抗癌。黑木耳还对月经过多、大便出血、崩中漏下、痔疮出血、高血压病、血管硬化、便秘等有防治效果。

（2）食疗注意：新鲜黑木耳中含有一种叫卟啉的光感物质，食用后若被太阳照射会引起皮肤瘙痒、水肿，严重的可致皮肤坏死。若水肿出现在咽喉黏膜，会出现呼吸困难的症状。所以食用新鲜木耳是有一定禁忌的。而干木耳是经曝晒处理后制成的成品，在曝晒过程中卟啉大部分会分解，在食用前又经水浸泡，其中含有的剩余毒素会溶于水，所以经水发的木耳无毒。

食用木耳并非多多益善。中医认为，由于木耳由朽木所生，有阴湿之气，过量食用有衰精害肾之祸。精为人生之源，精衰则源截；肾为先天之本，肾衰则本断。因此，木耳不可不食，但又不可多食，特别是孕妇、儿童食用时更应控制数量。

4.香菇：补脾胃，益气

香菇又称冬菇，具有高蛋白、低脂肪、多糖、多氨基酸和多维生素的营养特点。由于它味道鲜美、香气怡人、营养丰富，不但位列草菇、平菇之上，而且素有"植物皇后"之誉，为"山珍"之一。由于香菇中富含谷氨酸及一般食品中罕见的伞菌氨酸、口蘑酸及鹅氨酸等，故味道特别鲜美。

（1）营养功效：食用香菇能起到降低胆固醇、降血压的作用。香菇含有一种一般蔬菜缺乏的麦角甾醇，它在人体内可转化为维生素D，促进体内钙的吸收，并可增强人体抵抗疾病的能力。多吃香菇对于预防感冒等疾病有一定帮助。正常人多吃香菇能起到防癌作用，癌症患者多吃香菇能抑制肿瘤细胞的生长。腹壁脂肪较厚的人吃香菇，有一定的减肥效果。香菇还有补肝肾、健脾胃、益智安神、养容颜之功效。

（2）食疗注意：泡发好的香菇要放在冰箱里冷藏，营养成分才不会损失。泡发香菇的水不要丢弃，香菇的很多营养物质都溶在水中。长得特别大的鲜香菇不要吃，因为它们多是用激素催肥的，大量食用会对身体造成不良影响。

5.马铃薯：调胃和中，健脾益气，消炎

马铃薯又叫土豆，被称为世界五大作物之一。马铃薯可以做成各种各样的食物，日常生活中有"地下苹果"之称。目前，欧洲、美洲的一些家庭还将马铃薯作为一种主食，马铃薯同时也是我国城镇居民的主要食品之一。

（1）营养功效：马铃薯富含糖类，含有较多的蛋白质和少量脂

肪，还含有粗纤维、钙、铁、磷、维生素C、维生素B_1、维生素B_2以及可转化为维生素A的胡萝卜素。中医认为马铃薯具有补气健脾、调中和胃、消炎通便、强身益肾等作用，能辅助治疗神疲乏力、筋骨损伤、心脏病、关节肿痛、胃及十二指肠溃疡、便秘、热性胃痛、腮腺炎、烫伤、湿疹、急慢性皮肤溃疡等。另外，马铃薯还能防止衰老，预防动脉硬化及肿瘤的发生。

马铃薯所含的热量低于谷类粮食，吃它不必担心脂肪过剩，因为它含有的脂肪极低，这是所有充饥食物都望尘莫及的。每天多吃马铃薯可以减少脂肪的摄入，使多余脂肪渐渐代谢掉，能够消除"心腹之患"，还不必担心肚皮产生难熬的饥饿感。因为马铃薯在补足人体需要的几乎全部营养素的同时，丰富的纤维素可以使胃有饱腹感。由此可见，马铃薯确实是理想的减肥食品。

（2）食疗注意：马铃薯含有一种少量的龙葵素，而适量的龙葵素有缓解痉挛的作用，能减少胃液分泌，对胃疼有一定疗效，但大量的龙葵素则对人体有害，可引起恶心、呕吐、头晕、腹泻等中毒现象，严重的还会造成死亡。马铃薯经阳光暴晒后龙葵素的含量会增加，一般在马铃薯发芽，皮色变绿、变紫的情况下，龙葵素增多，不能食用。

6.红薯：健脾益胃，益气生津

红薯又称白薯、番薯、山芋、红苕等，在植物学上的正式名字叫甘薯。红薯味道甜美，营养丰富，又易于消化，可供给大量热量，所以有的地区把它作为主食。红薯原产美洲，欧洲第一批红薯是由哥伦布于1492年带回来的，然后经葡萄牙人传入非洲，并由太平洋群岛传入亚洲。红薯最初引入我国是在明朝万历年间，经推广在全国普遍栽种。

（1）营养功效：红薯的蛋白质含量高，可弥补大米、白面中的营养缺失，经常食用可提高人体对主食中营养的利用率，使人身体健康，延年益寿。红薯中含的纤维素比较多，对促进胃肠蠕动和防止便秘非常有益，可用来治疗痔疮和肛裂等，对预防直肠癌和结肠癌也有一定作用。脱氢表雄甾酮是红薯所独有的成分，这种物质既防癌又益寿，是一种与肾上腺所分泌的激素相似的类固醇，国外学者称之为"冒牌荷尔蒙"，它能有效抑制乳腺癌和结肠癌的发生。红薯对人体器官黏膜有特殊的保护作用，可抑制胆固醇的沉积，保持血管弹性，防止肝肾中的结缔组织萎缩，防止胶原病的发生。红薯是一种理想的减肥食品，它的热量只有大米的1/3，而且因为其富含纤维素和果胶，所以具有阻止糖分转化为脂肪的特殊功能。红薯含胡萝卜素较丰富，目前临床上经常用以治疗夜盲症。民间常用的鲜嫩红薯叶炒猪肝，就是一道很好的治疗菜肴。

（2）食疗注意：需要注意的是，红薯含有气化酶，不能过量食用，吃后有时会产生烧心、吐酸水、肚胀排气等现象。只要不过量食用，而且和米面搭配着吃，并配以咸菜或喝点菜汤即可避免。红薯制品也不宜过量食用。红薯等根茎类蔬菜含有大量淀粉，可以加工成粉条食用，但制作过程中往往会加入明矾，若过多食用会导致铝在体内蓄积，不利于健康。红薯保存不当会变色，变色不仅会使营养成分大量损失，还会产生毒素，危害人体健康。另外，红薯表皮呈现褐色、黑色斑点或腐烂、薯心变硬发苦，说明红薯受到了黑斑病的侵袭，不但营养损失殆尽，而且食后对人的肝脏有毒害作用，甚至可能引起食物中毒。胃病患者忌食红薯。红薯含糖量高，吃多了可产生大量胃酸，使人感到"烧心"。胃由于受到酸液的刺激，而加强收缩，此时胃与食管连接处的贲门肌肉放松，胃里的酸液即倒流进食管，所以胃溃疡及胃酸过多的患者不宜食用。

7.栗子：健脾养胃，补肾强筋，活血止血

栗子又名板栗，是干果之中的佼佼者，有"干果之王"的美称，在国外被誉为"人参果"，古时还用来代替饭食。春秋战国时期，栽种栗子已很盛行。栗子有多种吃法，栗子泥制成蛋糕，是对人有益的甜点。善于吃栗的人，将栗子风干，味更鲜美，比砂炒或蒸熟更妙。

（1）营养功效：栗子的营养十分丰富，据介绍栗肉含有蛋白质10%、淀粉70%左右，以及丰富的矿物质、微量元素，这些都是人体必需的营养物质，能增强免疫力，维护身体健康。

中医认为栗子性味甘温，入脾、胃、肾三经，有养胃、健脾、补肾、壮腰、强筋、活血、止血、消肿等功效。适用于肾虚所致的腰膝酸软、腰脚不遂、小便多和脾胃虚寒引起的慢性腹泻及外伤骨折、瘀血肿痛、皮肤生疮、筋骨痛等症。古人诗云："老去自添腰脚病，山翁服栗旧传方，客来为说晨与晚，三咽徐收白玉浆。"说明栗子可治老年肾亏、腰脚无力。

（2）食疗注意：需要注意的是栗子生食难消化，熟食又易滞气，故一次不宜吃得太多，特别是小儿，熟食也要适量，否则会致病。凡有脾虚消化不良、湿热者均不宜食用。用栗子治病，需要生吃，忌熟吃。李时珍《本草纲目》中介绍的方法是："以袋盛生栗，悬挂风干，每晨吃十余颗，随后吃猪肾粥助之，久必强健。"吃时要细细嚼碎，口感无渣，成为浆液，一点一点咽下去，才能起到作用。

8.牛肉：补脾胃，益气血，强筋骨

牛肉是中国人的第二大肉类食品，仅次于猪肉，其味道鲜美，

受人喜爱，享有"肉中骄子"的美称，向来被视为食疗佳品。牛肉不易熟烂，烹饪时放一个山楂、一块橘皮或一点茶叶可以使其易烂。清炖牛肉营养成分保存比较好。

（1）营养功效：牛肉营养价值很高，含有丰富的蛋白质、脂肪、糖类、钙、B族维生素、烟酸等营养素，同猪肉一样，为完全蛋白质食品。牛肉中的蛋白质、氨基酸组成比猪肉更接近人体需要，常食能提高机体抗病能力，对于生长发育及手术后、病后调养的人在补充失血、修复组织等方面特别适宜。寒冬食牛肉有暖胃作用，为寒冬补益佳品。凡病后体虚以及身体虚弱者，将牛肉加葱、姜炖烂，吃肉喝汤可补之。中老年人久病体虚、中气下陷、气短、唇白、面色萎黄、大便泄泻、手足不温等，可用牛肉炖汤食用。

牛肉有补中益气、滋养脾胃、强健筋骨、化痰息风、止渴止涎的功效。适于中气下陷、气短体虚、筋骨酸软、贫血久病及面黄目眩之人食用。牛肉补脾胃、壮腰膝、止唾涎。李时珍说过，"牛肉补气，与黄芪同功。""肉者，胃之药也。熟而为液，无形之物也。故能由肠胃而透肌肤、毛窍、爪甲，无所不到。"慢性腹泻者，将牛肉加少量黄酒，炖成浓汁，经常服用，可有补虚、收敛之效。脾胃虚弱、食欲欠佳、津液不足者，将牛肉与白萝卜共炖，也可起到治疗之效。

牛蹄筋向来为筵席上品，食用历史悠久。它口感淡嫩不腻，质地犹如海参，故有俗语说："牛蹄筋，味道赛过参。"蹄筋中含有丰富的胶原蛋白质，脂肪含量也比肥肉低，并且不含胆固醇，能增强细胞生理代谢，使皮肤更富有弹性和韧性，能延缓皮肤的衰老。它还有强筋壮骨之功效，对腰膝酸软、身体瘦弱者有很好的食疗作用。还有助于青少年生长发育和减缓中老年女性骨质疏松。

（2）食疗注意：牛肉不宜常吃，以每周1次为宜。西方现代医学研究认为，牛肉属于红肉，含有一种恶臭乙醛，过多摄入不利于健康。牛肉的肌肉纤维较粗糙、不易消化，且有很高的胆固醇和脂肪，故老人、幼儿及消化力弱的人不宜多吃，或适当吃些嫩牛肉。患皮肤病、肝病、肾病的人应慎食牛肉。有人认为炒牛肉加碱熟得快，但营养学家提醒，炒牛肉切记莫加碱。这是因为牛肉的营养成分蛋白质是由氨基酸组成的高分子化合物，当加入碱时，氨基酸就会与碱发生反应，使蛋白质因沉淀变性而失去营养，而牛肉中的维生素B_1、维生素B_2、尼克酸及钙、磷等矿物质，也会因碱的作用，使人体对其吸收和利用减少。所以，尽管炒牛肉加碱熟得快，但从营养学角度讲，这种方法是不可取的。牛蹄筋须用凉水或碱水发制，刚买来发制好的蹄筋要用清水反复清洗。用火碱等工业碱发制的牛蹄筋不宜吃。

9.狗肉：补中益气，益肾温阳

俗话说："寒冬至，狗肉肥"，"狗肉滚三滚，神仙站不稳"，民间也有"吃了狗肉暖烘烘，不用棉被可过冬"，"喝了狗肉汤，冬天能把棉被当"的俗语。狗肉，味道醇厚，芳香四溢，所以有的地方叫香肉，是冬令进补的佳品。狗肉的食法很多，有红烧、清炖、油爆、卤制等。烹饪时，应以膘肥体壮、健康无病的狗为佳。

（1）营养功效：狗肉不仅味道鲜美，而且具有入药疗疾的功效。狗肉味甘、咸、酸，性温，具有补中益气、温肾助阳之功。《本草纲目》中载："狗肉能滋补血气，专走脾肾二经而瞬时暖胃祛寒补肾壮阳，服之能使气血溢沛，百脉沸腾。"故此，中医历来认为狗肉是一味良好的中药，有补肾、益精、温补、壮阳等功用。

其能安五脏、补脾益气、温肾助阳，治脾肾虚亏、胸腹胀满、膨胀、浮肿、老年体弱、腰痛足冷。

狗肉营养价值很高，每100克狗肉含的蛋白质、脂肪可与牛肉、猪肉相媲美，而且含有钾、钙、磷、钠及多种维生素和氨基酸，是理想的营养食品。现代医学研究证明，狗肉中含有少量稀有元素，对治疗心脑缺血性疾病、调整高血压病有一定益处。狗肉还可用于老年人的虚弱证，如尿溺不尽、四肢厥冷、精神不振等。用狗肉加辣椒红烧，冬天常服，可使老年人增强抗寒能力。

（2）食疗注意：很多人一提到进补，就会想到温补作用很强的狗肉，尤其是在秋冬到来的时候。也有营养学家说，狗肉是冬季进补的佳品，并不适合秋天吃。秋季人们会受到秋燥的侵袭，表现出不同程度的皮肤干燥、便秘、口鼻咽干、干咳少痰等症状，而具有温肾助阳、益气补虚作用的羊肉和狗肉属于温性食物，吃后不仅会引起上火，还会化燥伤阴，加重人体津液的匮乏。这对深受秋燥困扰的人来说，无异于火上浇油。尤其是阴虚火旺体质的人，平时就容易上火，秋天更不能吃狗肉，否则很快就会出现鼻子出血、咽喉疼痛等症状。

吃狗肉后不要喝茶，以免给身体造成不利的影响，这是因为，在狗肉中含有丰富的蛋白质，而茶叶中含有比较多的鞣酸，如果吃完狗肉后马上喝茶，会使茶叶中的鞣酸与狗肉中的蛋白质结合，生成一种叫鞣酸蛋白质的物质。这种物质具有一定的收敛作用，可使肠蠕动减弱、大便里的水分减少。因此，大便中的有毒物质和致癌物质，就会在肠内停留时间过长而极易被人体吸收，所以吃完狗肉后不宜立即喝茶。刚被宰杀的狗，因有土腥气味，不宜立即食用，应先用盐渍一下，以除去土腥味，然后取出切成块，再以清水充分洗净。吃狗肉后易口干，但喝米汤可缓解这一副作用。狗肉性温，所以有阳虚内热、脾胃湿热及高血压病患者应慎食或禁食。

10.柴鸡：温中益气，补精养血

柴鸡又称土杂鸡，以肉质细嫩、营养丰富、品味极佳受到人们的欢迎，价格也是其他品种肉鸡的数倍。柴鸡的肉质细嫩，滋味鲜美，适合多种烹调方法，并富有营养，有滋补养身的作用。柴鸡不但适于热炒、炖汤，而且还是比较适合冷食凉拌的肉类。

（1）营养功效：柴鸡蛋白质的含量较高、种类多，而且消化率高，很容易被人体吸收利用。食之有增强体力、强壮身体的作用。柴鸡含有对人体生长发育起重要作用的磷脂类，是中国人膳食结构中脂肪和磷脂的重要来源之一。

柴鸡性温味甘，对营养不良、畏寒怕冷、乏力疲劳、月经不调、贫血、虚弱等有很好的食疗作用。中医认为，柴鸡有温中益气、补虚填精、健脾胃、活血脉、强筋骨、补益五脏、养血补精、助阳、补虚的功效。其能治疗脾虚食少、泄泻、痢疾、糖尿病、水肿、小便频数、阳痿、崩漏带下、产后乳少、病后虚弱等症。

（2）食疗注意：有人在炖柴鸡时常会放一些调味品，如花椒、茴香之类。据营养学家说炖柴鸡忌放花椒、茴香。因为柴鸡里含有谷氨酸钠，加热后能自身产生鲜味。烹调鲜鸡时，只需放适量油、盐、葱、姜、酱油等，味道就很鲜美，若再加入花椒、茴香等厚味的调料，反而会把鸡的鲜味驱走或掩盖掉。

中医认为若有阴虚，补之以鸡、羊一类温补物必将成害，这种说法并非认为现代人不能食鸡，若非刻意用之煲炖进补，仅在餐桌上食些则无大碍。若怕燥火而又一定要食炖鸡时，则要配些玉竹一类的滋阴物调和一下，不偏不颇，这样才符合防病保健之道。

11.鲢鱼：补脾暖胃，养肺润肤

鲢鱼又名白鲢、水鲢、跳鲢、鲢子。体侧扁、稍高，呈纺锤形，头大尾短，口宽，眼小，鳞很细，体呈银白色，腹部有肉棱。鲢鱼是人工饲养的大型淡水鱼，生长快，疾病少，产量高，多与草鱼、鲤鱼混养。其肉质鲜嫩，营养丰富，是较宜养殖的优良鱼种之一。

（1）营养功效：鲢鱼含有丰富的蛋白质、脂肪、糖类、钙、磷、铁和B族维生素等营养成分。另外，鲢鱼的营养精华都集中在鱼的头部，鱼头除含有蛋白质以外，还含有人体极需要的两种不饱和脂肪酸。所以鲢鱼的食用人群较广泛。

中医认为鲢鱼为温中补气、暖胃、润泽肌肤的养生食品，适用于脾胃虚寒、便溏、体虚头昏、食少乏力、皮肤干燥等症，也可用于脾胃气虚所致的乳少等症。

（2）食疗注意：吃鱼切莫丢了鲢鱼头。饮食文化对于鲢鱼头颇有讲究。其中，又以"鲢鱼头砂锅豆腐"最为出名。所以民谚说"宁可丢了老黄牛，切莫丢了鲢鱼头。"感冒发热、口腔溃疡、大便秘结者不宜食用鲢鱼。中药配伍中有甘草忌鲢鱼之说。

12.黄鳝：补气养血，温补脾胃

黄鳝又叫鳝鱼，是人们经常食用的鱼类，其营养丰富、肉味鲜美，是淡水鱼中的佳品。鳝鱼和人参一样，具有很高的药用价值，民间有"夏吃一条鳝，冬吃一枝参"的说法。

（1）营养功效：营养学研究表明，鳝鱼肉中含有丰富的蛋白质、脂肪、磷、钙、铁等微量元素及多种维生素，是一种高蛋白低脂肪的食品，宜于中老年人食用。鳝鱼味甘性温，其药用价值在很多中医典籍中都有记载，具有补虚损、除风湿、通经脉、强筋骨之效，主治痨伤、风寒湿痹、产后淋漓、下痢脓血等症。

医学研究发现从鳝鱼肉中提炼出的"黄鳝鱼素"有降低和调节血糖的作用。鳝鱼含有丰富的不饱和脂肪酸（DHA和EPA），不仅使人头脑聪明，还有抑制心血管疾病和抗癌、消炎的作用。

（2）食疗注意：爆炒的鳝鱼丝或鳝鱼片，虽味美可口，却对人体健康不利。根据科学测定，在一些黄鳝体内，有一种叫颌口线虫的囊蚴寄生虫，如果爆炒鳝鱼丝或鳝鱼片时，未烧熟煮透，这种寄生虫就不会被杀死，食入人体约半个月，就会发生颌口线虫感染，不仅会使人的体温突然升高，出现厌食，而且会在人的颈颌部、腋下及腹部皮下出现疙瘩，严重者还会引发其他疾病。需要注意的是，外感发热、虚热、腹部胀满者不宜食用。鳝鱼死后会产生毒素，因此，死鳝鱼切不可食用。

13.樱桃：补脾益气，补肾养血

春末夏初，颜色红润的樱桃开始大量上市。樱桃不仅可以鲜食，还可以加工成各种各样的食品，如樱桃酒、樱桃酱、罐头、蜜饯等。用酸樱桃制作的樱桃汁，更是风味浓郁，不用添加任何色素，就自带一种酒红色。用樱桃做装点的食品更是不胜枚举，如蛋糕、冰淇淋、面包、馅饼等。

（1）营养功效：樱桃，性温味甘，含有维生素A、维生素B_1、维生素B_2、维生素C以及糖类、蛋白质、胡萝卜素、铁、钾、钙、磷、膳食纤维等。尤其是铁含量居水果之冠，可预防、改善缺铁性贫血，帮助身体排出毒素，对肾脏的排毒颇具功效。樱桃所含的红色素比维生素E更具抗氧化作用。樱桃自古就被叫做"美容果"，中医古籍里称它能"滋润皮肤"，"令人好颜色，美态"，常吃能够让皮肤更加光滑润泽。这主要是因为樱桃中的铁含量极其丰富的原因，而铁是合成人体血红蛋白的原料，尤其对于女性美容来说，有着极为重要的意义。

中医认为樱桃具有很大的药用价值。它全身皆可入药，鲜果具有发汗、益气、祛风、透疹的功效，适用于四肢麻木和风湿性腰腿病的食疗。樱桃的果肉能促进血液循环，缓解痛风、关节炎引起的不适。体虚的人多吃樱桃能大补元气、预防感冒，痛风患者多吃樱桃可以降低尿酸。此外，樱桃能生津止渴、益脾食胃、调中益气，对脾胃虚弱导致的食少腹泻、肝肾不足而致的腰膝酸软、遗精和血虚心悸等一切虚证均有功效。

（2）食疗注意：樱桃虽好，但食用也有禁忌。需要注意的是，樱桃属火，身体阴虚火旺、鼻出血等症及热病患者、虚热咳嗽者要忌食或少食。樱桃除了含铁丰富以外，还含有一定量的氰苷，若食用过多会引起铁中毒或氰化物中毒。一旦吃多了樱桃发生不适，可用甘蔗汁清热解毒。买樱桃时应选择连有果蒂、色泽光艳、表皮饱满的，如果当时吃不完，最好在 −1℃的冷藏条件下保存。

14.葡萄：健脾胃，益肝肾，强筋骨

葡萄是物美价廉的普通水果，市场供应很丰富。葡萄汁被科学家们誉为"植物奶"。世界上最早栽培葡萄的地区是亚细亚及黑海地区。7000年前中亚波斯地区就开始了葡萄栽培，并在野生葡萄驯化后，传入埃及和希腊。在漫长的葡萄栽培、演化和引进过程中，葡萄主要在我国北方地区出现，作为一种重要的水果广泛种植。

（1）营养功效：葡萄含丰富的营养成分，主要含糖类、蛋白质、脂肪、维生素A、维生素B_1、维生素B_2、维生素B_{12}、维生素C、

维生素E、胡萝卜素、硫胺素、核黄素、膳食纤维、卵磷脂、烟碱酸、苹果酸、柠檬酸、尼克酸等有机成分，还含钙、磷、铁、钾、钠、镁、锰等无机成分，所以葡萄宜于大多数人食用。

现代医学则证明，葡萄中所含的多酚类物质是天然的自由基清除剂，具有很强的抗氧化活性，可以有效地调整肝脏细胞的功能，抵御或减少自由基对它们的伤害。葡萄还具有抗炎作用，能与细菌、病毒中的蛋白质结合，使它们失去致病能力。国外的研究证明，新鲜的葡萄、葡萄叶、葡萄干都具有抵抗病毒的能力。葡萄对于心性、肾性、营养不良性水肿及胃炎、肠炎、痢疾、慢性病毒性肝炎、疱疹、痘疮有辅助治疗功效。

中医认为葡萄能补诸虚，有健胃、益气功能，适于体质虚弱者食用，能开胃增进食欲，并有补虚、止呕、镇痛功效，能补血气、壮筋骨、利小便。适于治疗气血虚弱、心悸盗汗、肺虚咳嗽、风湿痹痛、小便不利、水肿、淋证患者食用。中医认为葡萄根及藤叶有祛风湿、利小便、镇静止痛功效。常用于治疗风湿痹痛、腰脚疼痛、关节痛、小便不利、水肿、肝炎、黄疸等症，葡萄叶外用可治无名肿毒。葡萄藤还有抗癌作用，常用于食道癌、肝癌、淋巴肿瘤、乳腺癌、肺癌等疾病的辅助治疗。

（2）食疗注意：葡萄不宜一次过量食用，多食令人腹泻。葡萄的含糖量很高，因此容易产生内热，所以阴虚内热、津液亏损、便秘者不宜食用。也就是说葡萄虽好不宜多食，多食会产生内热、便秘或腹泻、烦闷不节等副作用。海鲜中的鱼、虾、海藻类，含有丰富的蛋白质和钙，如果与含有高量鞣酸的葡萄同食，不仅会降低其营养价值，也易使钙质与鞣酸结合成一种鞣酸钙，令人肚子疼、呕吐、恶心及腹泻，因此以间隔4小时以后再吃为宜。

15.花生：补脾益肺，润肠通便

花生又名长生果、万寿果、落花生、千岁子。花生因其香脆味美、营养丰富，具有补虚、益寿、抗衰老、美容之功能，因而被人们誉为"长生果"。我国民间结婚常以红枣、花生、栗子相陪而寓早生贵子之意，婚宴席间，主人总是要热情地端出一盘花生、红枣之类的果品来招待客人，以示喜庆吉祥。

（1）营养功效：花生营养成分丰富而且全面。据科学分析，花生含有脂肪、蛋白质、氨基酸、卵磷脂、嘌呤、花生碱、胆碱、淀粉、纤维素、无机盐和维生素A、B族维生素、维生素C、维生素K、生物素、生育酚等，还含有钙、钾、磷、铁、镁等多种元素。花生所含的脂溶性维生素E与生育长寿关系密切，所含维生素K有保护血管壁和止血等作用。故民间有"常食花生能养身，吃了花生不想荤"的说法。在国外，花生的营养保健价值备受人们的青睐，被誉为"植物肉""绿色牛奶"。

花生不但是营养丰富的美食佳品，而且还有很高的医疗药用价值。据《本草纲目》记载："花生悦脾和胃、润肺化痰、滋养补气、清咽止痒。"花生炒熟食用能养胃醒脾、滑肠润燥，适用于治疗营养不良、脾胃失调、各种贫血、咳嗽痰喘、肠燥便秘、乳汁缺乏等症。花生具有降低血清胆固醇的作用，适宜于动脉硬化、冠心病、高血压等心脑血管患者食用。花生中的有效成分有延缓人体细胞衰老，加强脑细胞发育，保护血管防止硬化，增强记忆力的作用。

现代医学研究证实，花生能缓解血友病患者的出血症状，具有抗纤维蛋白溶解、促进骨髓制造血小板、加强毛细血管收缩机能、调整凝血因子缺陷的作用，对各种出血性疾病诸如再生障碍性贫血的出血、肺结核咯血、泌尿道出血、齿龈渗血、外伤性渗血等症有较好的止血作用。

（2）食疗注意如下。

高脂血症患者忌食。花生含有大量脂肪，高脂血症患者食用花生后，会使血液中的脂质水平升高，而血脂升高往往又是动脉硬化、高血压、冠心病等疾病的重要致病原因之一。

胆囊切除者忌食。花生中所含的脂肪需要胆汁来消化，胆囊切除的患者如果食用花生，则没有大量的胆汁来帮助消化，常会引起消化不良。

消化不良者忌食。花生含有大量脂肪，肠炎、痢疾等脾胃功能不良者食用后会加重病情。

跌打瘀肿者不宜食。花生含有一种促凝血因子。跌打损伤、血脉瘀滞者食用花生后，可能会使瘀血不散，加重肿痛症状。

花生米不宜在温度高、湿度大、氧气足的环境中保存，这种环境容易使花生长芽，也有利于霉菌生长。花生长芽后，破坏了外皮，容易产生黄曲霉、寄生曲霉等，这些霉菌产生黄曲霉毒素具有强烈的致癌性，属致癌物之一。

附：常用补气食物性味功效表

名称	性味	功效
粳米	性平，味甘	补中益气
黑木耳	性平，味甘	益气，凉血，止血
香菇	性平，味甘	补脾胃，益气

续上表

名称	性味	功效
土豆	性平，味甘	调胃和中，健脾益气，消炎
红薯	性平、微凉，味甘	健脾益胃，益气生津，润肺滑肠，通利大便，止血，排脓
栗子	性温，味甘	健脾养胃，补肾强筋，活血止血
牛肉	性平，味甘	补脾胃，益气血，强筋骨
狗肉	性温，味咸	补中益气，益肾温阳
鸡肉	性温，味甘	温中益气，补精养血
鲢鱼	性温，味甘	补脾暖胃，养肺润肤
鲑鱼	性平，味甘	补脾胃，益气血
黄鳝	性温，味甘	补气养血，温补脾胃
樱桃	性温，味甘	补脾益气，补肾养血
葡萄	性平，味甘、酸	健脾胃，益肝肾，强筋骨
花生	性平，味甘	补脾益肺
燕窝	性平，味甘	益气补虚，补肺养阴

凡气虚之人，忌食荞麦、荸荠、山楂、大蒜、胡椒、佛手柑、槟榔、香菜、大头菜、生萝卜及萝卜缨等。

🐚 常见补气粥膳

中医食疗，亦即饮食疗法，是运用中医理论，通过食物的营养成分或其他成分作用于机体，从而达到调和气血、平衡阴阳、防治疾病、健身延年的目的，是中医药宝库中的瑰宝之一。当然，食疗并不是所有疾病都首选，因食物之性较药物平和，且祛邪之力较弱，并无伤正之弊，故食疗往往是病情较轻、病邪轻微或疾病后期正伤邪微时的主要治疗和调养方法，特别是一些慢性疾病的治疗，因其病程较长，患者难以坚持长期服药，而且用药过久易伤正气；若用食疗，患者乐于接受，故食疗亦常作为慢性疾病的主要治疗措施之一。如糖尿病，古称"消渴"，其病程较长，在病情较轻时，古代医家往往采用食物疗法，而且此病又是慢性病，即使疾病后期也往往是药疗与食疗相结合，此亦为现代医学所采用。但对于一些病势较急、病情较重的疾病，如大多数的急性感染性疾病或慢性病的急性发作期，药疗则是治疗的主要手段，食物疗法仅为辅助治疗的手段。

1.红枣莲子粥

【配料】红枣20枚，莲子15克，粳米100克。

【制法】将红枣、莲子、粳米洗净后加入适量清水，旺火煮沸，再改用小火熬粥食用。

【功效】益气健脾，补虚健身。

【适应证】适合于中老年人脾胃虚弱、食欲不振、消化不良、体倦乏力、大便溏泄等患者食用。

2.薏米山药粥

【配料】薏米（即薏苡仁）10克，山药10克（或鲜山药50克），大米100克。

【制法】将薏米、山药、大米洗净后加入适量清水，旺火煮沸，再改用小火熬粥食用。

【功效】健脾渗湿，滋补肺肾。

【适应证】适合于有消化不良性腹泻、大便溏泄、全身无力、心悸气短等症状者食用。

3.人参粳米粥

【配料】人参3克，粳米100克，冰糖适量。

【制法】将粳米淘净，与人参粉（或片）一同放入砂锅（或铝锅）内，加水适量。武火烧开，改用文火煎熬至熟。另将冰糖放入锅中，加水适量，熬汁；再将汁徐徐加入熟粥中，搅拌均匀即成。宜秋冬季早晚空腹食用。

【功效】益元气，补五脏。

【适应证】适用于老年体弱、五脏虚衰、劳伤亏损、食欲不振、心慌气短、失眠健忘、性机能减退等一切气血津液不足的病症。

【禁忌证】凡阴虚火旺体质或身体强壮的中年人、老年人以及在炎热的夏季不宜服用。制作中，勿用铁器和萝卜。在吃人参粥期间，不可同吃萝卜和茶。

4.参苓生姜粥

【配料】人参10克，白茯苓10克（去黑皮），粳米100克，生姜10克。

【制法】将人参、白茯苓、生姜水煎，去渣取汁。随后将粳米下入药汁内煮作粥，临熟时加入少许食盐搅匀。空腹食用。

【功效】健脾益气补虚。

【适应证】适用于虚赢少气；亦可治胃气不和，不思饮食，日渐消瘦。

5.参芪白莲粥

【配料】人参6克，黄芪30克，大枣15枚，白莲子（去心）、粳米各60克。

【制法】先将人参、黄芪切片，并用清水300毫升，文火煮取

200毫升，去渣；加入大枣（去核）、莲子、粳米，共煮为粥。每日服1料，可连续服食7日。

【功效】益气健脾。

【适应证】适用于年老体虚，或病后气虚、神疲倦怠、食欲不振、气短心悸、慢性腹泻，妇女月经先期、色淡量多、舌淡、苔薄而润、脉沉虚无力。

【禁忌证】热证、实证者忌服，服药粥期间不可食用萝卜和茶。

6.黄芪粳米粥

【配料】黄芪30克，人参10克，粳米90克，白糖适量。

【制法】将黄芪、人参切片，用冷水浸泡半小时，入砂锅煎沸，煎出浓汁后将汁取出，再在参、芪锅中加入冷水如上法再煎，并取汁。将一、二煎药汁合并后再分两份，早晚各用一份，同粳米加水煮粥，粥成后入白糖。

【功效】大补元气，健脾益胃。

【适应证】适用于劳倦内伤、五脏虚衰、年老体弱、久病羸瘦、心慌气短、体虚自汗、慢性泄泻、脾虚久痢、食欲不振、气虚浮肿等一切气衰血虚之证。

7.羊肉大麦粥

【配料】大麦100克，草果6克，羊肉50克。

【制法】将羊肉洗净，切成肉末，备用；大麦煮汤，临熟时，加入羊肉末、草果、黄酒及食盐，搅拌均匀，小火继续煮至熟烂，遂停火，佐餐食用。

【功效】温中养胃。

【适应证】适用于脾胃虚弱、食少消渴、体弱消瘦者食用。

8.山药面粉粥

【配料】鲜山药100～150克（或干山药45克），白面粉100克。

【制法】将鲜山药洗净，刮去外皮，捣烂，或将干山药捣罗为末。将山药同面粉相和，加入冷水调成糊后入沸水中搅匀煮作面粥，再加入葱、姜、红糖，稍煮即可。空腹食用。

【功效】健脾益气养心。

【适应证】适用于脾胃虚弱、心气不足、食欲不振、消化不良、心慌心跳、自汗盗汗、腹泻久痢、男子遗精、妇人带下等症。

9.党参猪脾粥

【配料】猪脾1具，粳米100克，党参15克，陈皮6克。

【制法】将党参、粳米洗净，加水适量，煮沸后入生姜（刮去皮，洗净，杵破）；继续煮至米熟汤稠，下猪脾（洗净，切薄片）、葱白、陈皮（均事先洗净）；至粥成，去陈皮，加食盐调味，空腹食之。

【功效】补气健脾开胃。

【适应证】适用于脾胃气弱、倦怠食少、消化不良，或食欲不振，脘腹胀满等病症。

10.党参大枣粥

【配料】党参5克，大枣10个，糯米200克，白糖25克。

【制法】①将党参、大枣加水适量泡发后，煎煮半小时，捞去党参、枣，汤备用。②糯米淘净，加水适量放在大碗中蒸熟后扣在盘中，把枣摆在上面，再把汤液加白糖煎成黏汁，浇在枣饭上即成。每日早、晚根据个人食量服用。以秋冬季节服用为佳。

【功效】健脾益气养胃。

【适应证】适用于体虚气弱、倦怠乏力、心悸失眠、食欲不振、便溏浮肿等症。

【禁忌证】凡属阴虚火旺及身体健壮者不宜服用。

11.薏仁莲子粥

【配料】白扁豆、薏苡仁、莲子肉（去心）、核桃肉、龙眼肉各25克，红枣10个，糖青梅10克，糯米200克，白糖适量。

【制法】将白扁豆、薏苡仁、莲子肉先以温水洗净泡发后煮熟备用。红枣洗净以水泡发，核桃仁炒熟，糯米淘净，放盆中加水煮熟备用。取大碗一个，内涂猪油，碗底摆好糖青梅、龙眼肉、枣、核桃仁、莲子、白扁豆、薏苡仁，最后放熟糯米饭，再上锅蒸20分钟，然后把饭扣在大圆盘中。再用白糖加水熬汁，浇在饭上即可。每日2次，随量食用。

【功效】健脾养胃，补肾。

【适应证】适用于体弱、食少、消渴、神衰、便溏、浮肿等症。

12.黄芪粳米粥

【配料】黄芪、党参各15～30克，粳米100克。

【制法】先将两味中药加水煎煮3次，每次沸后用小火煎20分钟，合并3次药汁1000毫升，加入粳米煮粥食服。

【用法】温热空腹食之，日服2次。

【功效】补中益气，升阳固表，利水消肿。适用于脾气虚弱、食欲不振、少气懒言、自汗气短、常易感冒者。对气虚脾弱、中气下陷、气不摄血、表虚出汗等皆有疗效，为良好的食疗方剂。

【出处】《圣惠方》。

13.苡仁粳米粥

【配料】苡仁、粳米各50克，白糖适量。

【制法】将粳米、苡仁同入锅内煮粥，待粥稠时加入白糖少许，糖溶即可服食。

【用法】早晚服食。

【功效】健脾除湿。适用于脾虚湿盛、久泻不止、不思饮食、舌淡苔腻者。

【出处】《中国粥疗》。

14.山药扁豆粥

【配料】山药、茯苓、苡仁、赤小豆、泽泻、扁豆、粳米各100克。

【制法】取山药、茯苓、苡仁、赤小豆、泽泻、扁豆、粳米，捣成细粉置锅中小火加热，不断翻炒，炒至粉末成黄色发出香味时，取出放凉，分10次服用。

【用法】食用时热开水适量，加炒粉调成糊状，加少许白糖调味。

【功效】补气健脾，渗湿止泻。适用于脾虚失运、湿自内生，表现为腹痛腹泻、肠鸣腹胀、脾虚水肿者。

【出处】《药膳疗法》。

15.黄芪当归粥

【配料】炙黄芪15克，当归30克，粳米100克。

【制法】先将黄芪、当归加水煎煮2次，每次沸后用小火煎30分钟，合并药汁1000毫升，将药汁与粳米共同煮粥。

【用法】早晚服食。

【功效】补气生血。适用于气不生血、头晕心悸、失眠多梦、月经量少者。

【出处】《民间食谱》。

16.芝麻花生粥

【配料】芝麻15克，红皮花生20克，粳米100克。

【制法】将芝麻炒至微香，与粳米、花生共同煮粥食服。

【用法】早晚服食。

【功效】补肝肾，生阴血。久服延年益寿。适用于血虚头晕、贫血、头发早白、血虚便结者。

【出处】民间验方。

17.枣仁熟地粥

【配料】酸枣仁、熟地各15~20克，粳米100克。

【制法】上述3味共同煮粥。

【用法】早晚服食。

【功效】补肾，养血，安神。适用于血虚心悸、血虚失眠、血虚不孕、血虚不育者。

【出处】民间验方。

✎ 常用补血食物

血虚之人，宜食有健脾、益气、补肾作用的食物，宜吃高铁、高蛋白、高维生素C的食品。忌食生冷性凉之物。具体饮食宜忌如下。

1.乌鸡肉：益气血，调月经，补肝肾，退虚热

乌鸡又称乌骨鸡，它们不仅喙、眼、脚是乌黑的，而且皮肤、肌肉、骨头和大部分内脏也都是乌黑的。从营养价值上看，乌鸡的营养远远高于普通鸡，吃起来口感也非常细嫩。至于药用和食疗作用，更是普通鸡所不能相比的，故被人们称作"名贵食疗珍禽"。

（1）营养功效：与一般鸡肉相比，乌鸡含有10种氨基酸，其蛋

白质、维生素B₂、烟酸、维生素E、磷、铁、钾、钠的含量更高，而胆固醇和脂肪含量则很少，难怪人们称乌鸡是"黑了心的宝贝"。所以，乌鸡宜于补虚劳、养身体。食用乌鸡可以提高生理机能、延缓衰老、强筋健骨。对预防和辅助治疗骨质疏松、佝偻病、女性缺铁性贫血症等有明显功效。

《本草纲目》记载乌骨鸡有补虚劳赢弱、治糖尿病、益产妇、治女性带下及一些虚损诸病的功用。中成药中的乌鸡白凤丸，是滋养肝肾、养血益精、健脾固冲的良药，适合一切体虚血亏、肝肾不足、脾胃不健的人食用。乌鸡连骨（砸碎）熬汤，滋补效果最佳。

（2）食疗注意：乌鸡炖煮时最好不要用高压锅，使用砂锅文火慢炖最好。中老年人、体弱多病者或处于恢复期的患者不适宜喝乌鸡汤，而这些人大多都习惯用乌鸡炖汤喝，甚至认为乌鸡汤的营养比乌鸡肉好。其实，乌鸡肉所含的营养比鸡汤要多4倍，而乌鸡汤的胆固醇含量要比其他食物高许多。中老年高胆固醇血症、高血压病、肾功能较差、胃酸过多、胆管疾病等患者，盲目喝乌鸡汤只会进一步加重病情。

乌鸡白凤丸是补气、养血、调经、止带、阴阳双补的成药，使用范围很广，而恰恰正因为如此，乌鸡白凤丸在治疗疾病方面针对性又不强，也就是说，它并非妇科特效药。例如，月经不调是妇科常见病，虽然多数人症状相似，但起因却不尽相同，可以由气虚、阴虚内热、肝热等因素导致。一般中医对于气虚导致的月经不调，用补中益气丸治疗；对于阴虚内热，即血热导致的月经不调，用两地汤治疗；对于肝热导致的月经不调，则用丹栀逍遥丸来治疗，三者均不用乌鸡白凤丸。再比如说，女性带下症状也分好多种，有肾虚带下、脾虚带下、湿热带下等。如果是单纯脾虚，就要用补中益气丸，用了乌鸡白凤丸，治疗效果反倒不好。肾虚带下又分肾阳虚和肾阴虚两种，肾阴虚用六味地黄汤治疗，肾阳虚则用右归丸来治疗。

2.猪肝：补肝养血，明目

肝脏是动物体内储存养料和解毒的重要器官，猪肝含有丰富的营养物质，具有良好的营养保健功能，是最理想的补血佳品之一。

（1）营养功效：猪肝是补血食品中最常用的食物，经常食用猪肝可调节和改善贫血患者造血系统的生理功能，预防缺铁性贫血、口角炎等症。猪肝含有较多的铁质和维生素A。其中维生素A的含量远远超过奶、蛋、肉、鱼等食品，具有维持正常生长和生殖机能的作用，能保护眼睛，保持正常视力，防止眼睛干涩、疲劳。猪肝能维持健康的肤色，对皮肤的健美具有重要的意义。经常食用猪肝还能补充维生素B_2，这对补充机体重要的辅酶、完成机体对一些有毒成分的解毒过程有重要作用。猪肝中还含有一般肉类食品不含的维生素C和微量元素硒，常食能增强人体的免疫反应，可抗氧化、防衰老，并能抑制肿瘤细胞的产生。

（2）食疗注意：食用猪肝不可过量，否则会引起维生素A中毒。食用过多，还会给人体增加过多的胆固醇。所以高胆固醇血症、肝病、高血压和冠心病患者应少食。猪肝不宜与维生素C、抗凝血药物、左旋多巴、优降灵和苯乙肼等药物同食。

中医认为菠菜与猪肝合用，不利于营养的发挥，因猪肝中含有丰富的铜、铁等金属元素物质，一旦与含维生素C较高的菠菜结合，金属离子很容易使维生素C氧化而失去本身的营养价值。

由于肝是动物体内最大的毒物中转站和解毒器官，所以买回的鲜肝不要急于烹调。应把肝放在水龙头下冲洗10分钟，然后放在水中浸泡30分钟。烹调时间不能太短，至少应该在急火中炒5分钟，使肝完全变成灰褐色，看不到血丝，这样才能杀死猪肝内的某些病原菌和寄生虫卵，并有效地排出猪肝内的毒素。

3.猪血：补血，行血，杀虫

猪血有"液态肉"之称，由于它含有多种营养物质，所以是老年人的最佳食品之一。营养生理学家认为，老年人在营养方面的特殊要求是：低热量、低脂肪、低糖类，有充足的蛋白质、维生素和适当的无机盐类。猪血中脂肪含量很少，而蛋白质含量较高，老年人身体由盛趋衰，蛋白质合成代谢逐渐缓慢，易患贫血。一般人认为，老年人膳食中优质蛋白质应占蛋白质总量的50%左右，每日每千克体重需要蛋白质1～1.2克。

猪血中含有人体所需八种必需氨基酸，是老年人的理想食品。猪血含有丰富的铁质，是造血系统不可缺少的成分，由于猪血中的铁为血色素型铁，机体利用率高，故经常食用可防治缺铁性贫血，对老年人容易发生的缺铁性贫血可以起到"补血"作用。

猪血所含的锌、铜等微量元素，具有提高免疫功能及抗衰老的作用，老年人常食猪血，能延缓机体衰老，使耳聪目明。猪血中还含有一定量的有抑制低密度脂蛋白的物质，有助于预防动脉硬化。此外，猪血质软似豆腐，便于咀嚼，容易被消化吸收。所以，老年人常食猪血既有营养，又能强身。猪血中还含有一定量的卵磷脂，对防治阿尔茨海默病颇有裨益。

据测定，每百克猪血中含蛋白质19克，高于牛肉、瘦猪肉和鸡蛋中的含量，且极易消化吸收。其脂肪的含量极少，每百克中仅含0.4克，是瘦猪肉所含脂肪量的1/10，属低热量、低脂肪、高蛋白食品。

此外，老年人由于牙齿脱落导致咀嚼困难，加之消化功能的减退，食物往往不能被充分消化吸收，容易患营养不良，而猪血便于咀嚼，容易消化吸收。所以，老年人常食猪血既有营养，又能强身健体。

4.羊肉：常吃羊肉可益气补虚

羊肉是我国人民食用的主要肉类之一。羊肉比猪肉的肉质细嫩，较猪肉和牛肉的脂肪、胆固醇含量都要少。冬季食用，可起到进补和防寒的双重效果。羊肉性温热，补气滋阴、暖中补虚、开胃健力，在《本草纲目》中被称为补元阳、益气血的温热补品。不论是冬季还是夏季，人们适时地多吃羊肉可以祛湿气、避寒冷、暖心胃。

（1）营养功效：羊肉历来被当做冬季进补的重要食品之一。寒冬常吃羊肉可益气补虚，促进血液循环，增强御寒能力。羊肉还可增加消化酶，保护胃壁，帮助消化。中医认为，羊肉有补肾壮阳的作用，适合男士经常食用。羊肉有补气养血、温中暖肾、开胃健力、通乳治带的功效，对血气不足、虚劳瘦弱、脾胃虚冷、腹痛、少食或欲呕、肾虚阳衰、腰膝酸软、尿频、阳痿等均有一定的疗效。

（2）食疗注意：羊肉特别是山羊肉膻味较大，煮制时放个山楂或加一些萝卜、绿豆、炒制时放葱、姜、孜然等佐料可以除去膻味。

吃涮羊肉时不可为了贪图肉嫩而不涮透。因为有些羊肉中藏有旋毛虫，人吃了这种未烫熟的羊肉会发生旋毛虫病，患病后会引起高烧及心、肝、肾脏的损害。吃涮羊肉前先把新鲜羊肉切成薄片，吃时将肉片放入沸腾的火锅中烫透烫熟，旋毛虫就会死亡，就可避免感染旋毛虫病。另外，从滚烫的汤中取出肉片不要匆忙入口，先放在碟中稍凉后再吃，避免烫伤口腔、咽喉和食道黏膜。涮羊肉虽好吃，但不宜吃得过多，以免"上火"或引起肉积食。

夏秋季节气候燥热，不宜吃羊肉。羊肉属大热之品，凡有发热、牙痛、口舌生疮、咳吐黄痰等上火症状者都不宜食用。患有肝病、高血压病、急性肠炎或其他感染性疾病的患者及发热期间都不宜食用羊肉。

羊肉不要与荞麦面搭配。荞麦气味甘平，性寒，有清热解毒、消食化积的功用。荞麦中含有芦丁、类黄酮等物质，在临床上用来预防和辅助治疗毛细血管脆性引起的血性诸症，如眼底出血、肺出血、高血压病等。而羊肉性大热，功能与荞麦正好相反，一般高血压病及热性病患者忌用，所以中医主张两者不宜同食。

5.鸡蛋：滋阴润燥，养血安胎

鸡蛋是自然界的一个奇迹，一个受过精的鸡蛋，在环境、温度合适的条件下，不需要从外界补充任何养料，就能孵出小鸡，这就足以说明鸡蛋的营养是非常完善的。鸡蛋不仅是人们所喜欢的一种高营养食物，而且还是一种药物。古代名医张仲景创立"苦酒汤"，由蛋清、半夏、苦酒组成，治疗语言不利。以蛋清和黄连水滴眼，能辅助治疗结膜炎，在眼药水大量上市的今天，这种方法已使用不多，但鸡蛋的药用价值却不曾被人忘却，而且千百年来民间积累了无数鸡蛋养生治病的经验。

（1）营养功效：从营养角度来看，鸡蛋内含有蛋白质、脂肪、卵磷脂、卵黄素、维生素A、维生素D、B族维生素和铁、钙、磷、钾、硒等，且易被人体吸收，不论是蛋黄还是蛋清，人体利用率均在95％以上。鸡蛋的维生素含量比瘦肉多，价钱比瘦肉便宜，所以不论是普通人还是患者、儿童、孕妇、老年人，鸡蛋都是理想的营养食品。不少长寿老人延年益寿的经验之一就是每天必食1个鸡蛋。

卵磷脂可在脑内转化为乙酰胆碱，而蛋类食品就富含卵磷脂。目前有科学家拟从蛋黄中提取卵磷脂，作为治疗老年人痴呆的药物。因为卵磷脂对神经系统和身体发育有很好的作用，能健脑益智，避免老年人智力衰退，并可改善各个年龄段的记忆力，也可增强记忆力和思维分析能力，使人变得聪明。鸡蛋中含有较多的维生素B_2，它可以分解和氧化人体内的致癌物质，鸡蛋中的微量元素也具有防癌的作用。鸡蛋中的蛋白质对肝脏组织损伤有修复作用，蛋黄中的卵磷脂可促进肝细胞的再生。

　　医学家曾经做过实验，给60～80岁的老人（其中包括患动脉硬化、冠心病、高血压病的老人）每天吃2个鸡蛋，3个月后检查血清胆固醇和血脂均未增高。还有科学家从鸡蛋中提取胆固醇粉用于治疗动脉硬化患者，取得了很好的疗效，这说明鸡蛋中的胆固醇不但无害，反而有治疗作用。

　　（2）食疗注意：吃蛋必须煮熟，不要生吃，打蛋时也须提防沾染到蛋壳上的杂菌。婴幼儿、老人、患者吃鸡蛋应以煮、卧、蒸为好。毛蛋、臭蛋不能吃。患有肾脏疾病的人应慎食鸡蛋。煎鸡蛋应以蛋黄凝固为度，不可过嫩，也不应煎炸到过度焦黄的程度。茶鸡蛋是民间的通俗食品，但浓茶中含大量的单宁酸，它可以使蛋白质形成不易消化的凝固物，影响人体吸收，故不宜多食茶鸡蛋。有人为了增加营养，用糖水煮荷包蛋，蛋白质中的氨基酸易与糖结合成果糖赖氨酸复合物，这对人体的健康不利，又影响氨基酸的吸收。如果一定要加糖，也应等到鸡蛋煮熟时再加。

6.荔枝：补脾养血，生津止渴，理气止痛

　　荔枝别名荔支、福果、丹荔，是著名的岭南佳果，属亚热带珍贵水果，岭南四大名果之一。它原产我国南部，有2000多年的栽培历史。其中"一骑红尘妃子笑"的果王荔枝，特别是俗称"糯米糍"的品种，核尖小，肉芳冽清甜，完全可以想象苏东坡"日啖荔

枝三百颗，不辞长做岭南人"，真情流露的满足样子。荔枝因果实成熟时枝弱而蒂固，不可摘取，只能用刀连枝剪下，故名荔枝。荔枝因形色美艳、质娇味珍、超凡出众而被古人宠爱，称誉为人间仙果、佛果。

（1）营养功效：荔枝全身皆有效用，有益气、通神、益智、止渴、滋润功效。荔枝果肉为很好的滋养强壮方，有生津止渴、止烦渴、治头重等功效。荔枝的天然的葡萄糖成分特别多，对于补血健肺有特殊的功效，对血液循环也有促进作用，心脏衰弱或者肺弱、贫血者不妨多吃。中医还认为，荔枝核入肝、肾二经，为散寒祛湿之品，是疏肝理气的良药，可祛寒散滞，行血气，还能辅助治疗因寒而致的胃痛和因肝气不疏引起的疝痛。

（2）食疗注意：在荔枝飘香季节，如果连续多日大量地食用鲜荔枝，不少人往往会产生头晕、心慌、脸色苍白、易饥饿、出冷汗等症状，严重者还会抽搐、呼吸不规则、脉搏细弱，甚至突然昏迷等类似低血糖的病理表现，这就是荔枝急性中毒，也叫荔枝病。

7.菠菜：补血，开胸膈，通肠胃，润肠燥

菠菜又叫菠棱、菠棱菜、角菜，被人喻为清热通便的常青菜。按照中医"四季侧重"的养生原则，春季通肝，春季补五脏应以养肝为先。而众多蔬菜之中，最适宜养肝的就是菠菜。中医认为菠菜性味甘凉，能养血、止血、敛阴、润燥，长于清理人体肠胃的热毒。

（1）营养功效：菠菜性味甘凉；有养血止血、敛阴润燥的功效。《本草纲目》说菠菜："通血脉，开胸膈，下气调中，止渴润燥。"据有关资料报道，在日常生活中，老年人常吃菠菜，对身体健康极有好处。菠菜炒熟后，其性偏于平和；煮汤食之，有润滑的

性能，能通小便，利肠胃，清积热。尤其是适用于大便涩滞、习惯性便秘、肺结核、糖尿病、痔疮、夜盲症、高血压病、鼻出血、便血、坏血病、跌打损伤、癌症的人食用。此外还可用于预防冠心病。

菠菜中的"类黄酮"物质可防治老年人眼睛的"黄斑变性"，从而可延缓老年人"黄斑"的退行性变与老化而导致眼盲症或视力减退。菠菜富含叶酸，可防治营养性巨红细胞型贫血、皮肤瘙痒或出血症。研究发现，叶酸可防治白血病并有养护心脏效果。现代医学研究还证明，菠菜可刺激胰腺分泌，助消化又能润肠，慢性胰腺炎、便秘、肛裂、痔疮出血者可常食、多食。菠菜根对糖尿病有治疗作用，糖尿病患者可多食。

（2）食疗注意：肠胃虚寒患者宜戒食菠菜。菠菜炒熟食之，其性偏于平和，肠胃虚寒病者食之影响不大；但煮汤食用，却有寒冷滑润之性能，能通小便、利肠胃、清积热，肠胃虚寒病者及遗尿病者过量食之易引起大便滑泻及小便不禁。

菠菜与豆腐配餐，绿白相嵌，色美味鲜，是许多人所喜爱的家常菜，尤其是菠菜煮豆腐。但自从证实菠菜中含有大量草酸，会影响钙的吸收以来，对菠菜与豆腐配合的评价便一落千丈。这是因为豆腐含钙较多，菠菜煮豆腐时，菠菜中过多的草酸会与豆腐中钙结合，所结合的钙为草酸钙，不能被人体吸收与利用。人体一次摄入过多草酸还会刺激胃黏膜。菠菜如果与豆腐同食，真正起到了阻碍豆腐中钙的吸收与利用的作用。

8.胡萝卜：养血明目，健脾补气化滞

胡萝卜又叫黄萝卜、红萝卜，原产于中亚，味甘，性平。元代传入我国，因其颜色靓丽、脆嫩多汁、芳香甘甜而受到人们的喜爱，被各地广为栽培。胡萝卜对人体具有多方面的保健功能，民间

常将胡萝卜作为食疗入药。

（1）营养功效：胡萝卜能提供丰富的维生素A，促进机体正常生长与代谢，维持上皮组织，防止呼吸道感染及保护视力，治疗夜盲症和眼干燥症等。胡萝卜能增强人体免疫力，有抗癌作用，并可减轻癌症患者的化疗反应，对多种脏器有保护作用。女性进食胡萝卜可以降低卵巢癌的发病率。胡萝卜有助于防止血管硬化，降低胆固醇，对防治高血压病有一定效果。胡萝卜素可以清除导致人体衰老的自由基，经常食用有利于长寿。胡萝卜具有补血的功效。因其富含维生素A，可润泽皮肤，治疗皮肤干燥、牛皮癣，使头发润泽变黑，防治头屑过多、头皮发痒，故被称为"美容食品"。胡萝卜对糖尿病、贫血、冠心病、便秘、单纯性消化不良、痔疮、久痢、咳嗽、百日咳、急性肾炎、营养不良、食欲不振、感冒等有辅助防治作用。

（2）食疗注意：胡萝卜不宜生吃，胡萝卜中能够转化成维生素A的胡萝卜素的含量十分丰富，由于维生素A是脂溶性维生素，所以和油一起烹调能促进吸收。胡萝卜不宜过量食用，长期大量摄入胡萝卜素会令皮肤的色素产生变化，呈现出橙黄色。吃胡萝卜忌喝酒，同食会造成大量胡萝卜素与酒精一同进入人体，在肝脏中产生毒素，导致肝病。

胡萝卜不宜与白萝卜混着吃。把白萝卜和胡萝卜切成丝做成小菜，从外观上看颜色红白相间，让人胃口大开，但这种吃萝卜的方法并不科学。因胡萝卜中的抗红血酸酵酶会破坏白萝卜中的维生素C，从而降低其营养成分。

附：常用补血食物性味功效表

名　称	性　味	功　效
猪肝	性温，味甘、苦	补肝养血，明目
猪血	性平，味咸	补血，行血，杀虫
牛肉	性平，味甘	补脾胃，益气血，强筋骨
牛血	性平，味甘	补肝养血，明目
羊肉	性温，味甘	益气血，补虚损，温元阳
乌鸡	性平，味甘	益气血，调月经，补肝肾，退虚热
鸡蛋	性平，味甘	滋阴润燥，养血安胎
乌贼鱼	性平，味咸	养血滋阴
章鱼	性寒，味甘、咸	补血益气
蚶肉	性温，味甘	补血健胃
大枣	性温，味甘	补中益气，养血安神
桑葚	性温，味咸	养血滋阴，补肝益肾，生津润肠，乌发明目
龙眼肉	性温，味甘	补血养心，益智安神
荔枝	性温，味甘、酸	补脾养血，生津止渴，理气止痛
菠菜	性凉，味甘	补血，开胸膈，通肠胃，润肠燥
胡萝卜	性平，味甘	养血明目，健脾补气化滞

常见补血粥膳

　　药粥是药物疗法、食物疗法与营养疗法相结合的一种独特的疗法。药物与米谷配伍，同煮为粥，相须相使，相辅相成，能收到药物与米谷的双重效应。比如：干姜是用于温胃散寒的药物，但无补脾之效；粳米可以健脾益气，却无温胃散寒之力，倘若干姜和粳米同煮成粥，则就具有温补脾胃的双重功效，是治疗脾胃虚寒的食疗良方；再如苁蓉羊肉粥，方中苁蓉为补肾壮阳的中药，羊肉是温补脾肾的食物，同粳米煮成稀粥，不仅可以增强温补肾阳的作用，又能收到温脾暖胃的效果。由此可见，药粥结合是防治疾病、强身健体、养生保健的一种极为重要的方法。以下药粥具有补血的功能，生活中不妨多加食用。

1.猪肝粳米粥

【配料】猪肝150克，粳米100克。

【制法】将猪肝洗净、切成小块，和洗净的粳米一同放入锅中，加适量清水并放入葱、姜、盐等调味品，共煮成粥。宜温热空腹服食，早晚各1次。

【功效】养血明目，益气补肝。

【适应证】适用于气血虚弱型贫血，对夜盲症亦有一定疗效。

2.猪血菠菜粥

【配料】猪血100克，菠菜250克，粳米50克。

【制法】将猪血放入开水中稍煮片刻，捞出切成小块；再将新鲜菠菜洗净放入开水中烫3分钟，捞出切成小段；将猪血块、菠菜及洗净的粳米共入锅中，加适量清水煮粥，粥熟后放入适量食盐、味精、葱、姜调味即可。宜温热服食，早、晚餐用。

【功效】润肺养血，消烦去燥。

【适应证】适用于贫血、大便燥结、习惯性便秘、痔疮、失血及老年人肠燥便秘者。

3.鸡肝粳米粥

【配料】鸡肝1具，粳米50克。

【制法】将鸡肝洗净、切成小块备用。将小米洗净入锅，加入适量豆豉及生姜片煮粥；水沸时加入鸡肝，快熟时放入盐、味精等调味，再煮至粥熟。宜温热服食，日服1剂，常食为佳。

【功效】养血明目，补肝养胃。

【适应证】用于肝血不足、头晕眼花及夜盲症患者。

4.红枣龙眼粥

【配料】龙眼肉15克，红枣15枚，粳米50～100克。

【制法】将龙眼肉、红枣和粳米一并加水煮粥，加入红糖少许调味，温热食用，常服。

【功效】养心安神，健脾补血。

【适应证】适宜于产后贫血、心悸失眠、体质虚弱者食用。

5.山药薏米粥

【配料】山药40克，薏米50克，藕粉20克，大枣5克，糯米250克，白糖适量。

【制法】将各种药物择去杂质备用。薏米洗净下锅，锅内注入适量清水，置火上煮至薏米开裂时，再将糯米、大枣洗净后同时下入锅中煮至米熟。山药打成粉，待米熟时，边搅边洒入锅内，约隔20分钟后，再将藕粉搅入锅中，搅匀后即可停止加热。将粥装入碗内，每碗加入白糖25克即可。每日2次，空腹温热服食。

【功效】补气血，健脾胃，生津止渴，利湿止泻。

【适应证】适用于病后体弱及贫血、营养不良、慢性肠炎者食用。

6.阿胶大枣粥

【配料】阿胶10克，大枣8枚，糯米50克。

【制法】将阿胶捣碎备用。大枣与洗净的糯米煮粥，快熟时放入阿胶及适量白砂糖，再煮片刻即可。早、晚餐各食1剂。

【功效】滋阴润肺，补肝养血，止血安胎。

【适应证】适用于眩晕心悸，虚劳咳嗽，贫血面黄，尿血便血等症。

7.花生牛筋粥

【配料】牛蹄筋80克，花生米80克，糯米100克。

【制法】将牛蹄筋洗净、切成小块，与花生米、糯米共入砂锅，加清水适量煮粥，至蹄筋烂熟、米开汤稠为止。宜温热空腹服食，日服1次。

【功效】养血补肝，益气健脾。

【适应证】适用于贫血及白细胞低下患者。

8.加味羊骨粥

【配料】羊骨750克，黄芪20克，大枣7枚，粳米50克。

【制法】将羊骨洗净、打碎，与黄芪、大枣同入砂锅，加适量清水煎煮，取汤代水，与洗净的粳米同煮为粥，粥快熟时加入适量生姜、葱白、食盐搅匀，再煮片刻即可。宜温热空腹服食，连食15日为一疗程。

【功效】强筋壮骨，养胃健脾，补肾益气。

【适应证】适用于再生障碍性贫血及血小板减少性紫癜等病症。

【禁忌证】感冒发烧患者忌服。

✎ 气血不足者宜喝的药酒

　　"虚则补之"，"形不足者补之以气，精不足者补之以味"，气血不足者也可用药酒补益。补益气血药酒是用具有补气血作用的药物配伍制成，用于治疗身体气血虚弱的症候，主要针对年老体弱，或多病久病，气血不足的人群。中医认为，人体的虚证包括气虚、血虚、阳虚、阴虚。气虚主要是脾、肺气虚。脾为后天之本，主运化水谷精微，如脾气不足，会有腹胀脘闷、神疲乏力、食少纳呆、便溏腹泻，甚则浮肿、脱肛等表现；肺主一身之气，司呼吸，如肺气虚弱，会出现咳嗽气短，少气懒言，劳则气促，倦怠乏力，声微息弱，容易感冒，动则汗出等症状。常用人参、黄芪、白术、冬虫夏草等药。血虚的主要表现有面色萎黄、唇甲苍白，伴有头昏、耳鸣、心悸、健忘、失眠等，常用药物有熟地、当归、芍药、阿胶等。补血药在临床应用时常配合补气药同用，这是因为"气为血之帅，血为气之母"，"气生则血生，气行则血行"的相互资生关系。补益气血类药酒大多比较平和，适宜范围较广，适于中老年人经常服用。

1.人参补气酒

　　【配料】人参30克，熟地30克，枸杞子90克，冰糖100克，白酒1500毫升。

　　【制法】将人参去芦头，烘软，切片；枸杞子去杂质，与人参、熟地同放入干净纱布袋中，扎好袋口。将药袋放入酒坛中密封浸泡，每天搅拌一次。15天后，将冰糖置锅中，加少量水，加热熔化煮沸，煮至微黄时，过滤去渣，待冷后加入药酒中搅匀。静置一段时间，取上清酒液即可饮用。

【功效】大补气血，安神，滋肝明目。用于身体虚弱，神经衰弱，头晕目眩，腰膝酸软等。

【用法】每日2次，早晚饮服，每次30毫升。

【禁忌】本酒对病后体虚，贫血，营养不良，神经衰弱，糖尿病等有较好作用。无病者常饮，有强身健体、延年益寿之功。饮用本酒，忌食萝卜。

2.人参二冬酒

【配料】人参8克，天门冬12克，麦门冬12克，生地25克，熟地25克，茯苓6克，枸杞6克，砂仁2克，木香1.5克，沉香1克，白酒1500毫升。

【制法】将上述各药研粗末，用布袋装，浸于酒中3天；再用文火隔水煮30分钟，以酒色转黑为宜，取下后继续浸跑3～5天，过滤去渣即可。

【功效】补气养血。适用于气血不足，短气乏力，面色少华，须发早白，脾胃失和，脘满食少等。

【用法】每日2～3次，每次随量饮。

【禁忌】患者如有热象表现，方中可减去木香，人参用量减半。

小贴士

值得注意的是，人参的产地不同，功效也不同。"吉林参"与"高丽参"性偏温，适用于年高体虚、阳气不足的老年人。吉林白参、白参须性质平和，宜于气虚乏力、声短懒言、动则汗出的患者。选用隔水炖服的方法，用小火蒸炖1小时左右，稍冷服用。野山参指未经人工栽培的野生人参，这种人参生长年限比较长，补益作用较强。可广泛适用于神疲乏力、少气懒言、食欲不振、失眠健忘等一切虚证。另外，在服用人参的同时，不应吃萝卜、绿豆、螃蟹，也不宜饮茶。如发生感冒发热等疾病，应暂停用药。还当注意保护脾胃，若服用不当会产生腹满纳呆等副作用，影响疗效。

3.党参黄芪酒

【配料】党参、黄芪各50克，白酒1000毫升。

【制法】选购上好党参、黄芪，放入白酒中密封浸泡30天即可。

【功效】健脾益气，补肺固表。用于脾肺气虚的喘咳、泄泻、容易感冒，以及气血两虚者，也可用于肾阳气不足所致的蛋白尿者。

【用法】每日两次，每次15～30毫升。

小贴士

党参，因其故乡在上党而得名。全国不少地方都种植党参，党参的种类数达十种之多，但是，晋东南与忻州地区出产的党参最受欢迎。明代医学家李时珍《本草纲目》把党参列入人参条目之内。其实，以植物学分类来看，党参不同于人参，党参属桔梗科，而人参属五加科，生长的形状也不同。从医药效能上看，二者功用相近，但人参的药用价值大于党参。党参的用途很广，以根入药，性平味甘，具有补中益气的功能，适用于中气虚弱、脾虚泄泻、食少便溏、面黄浮肿等症。

4.首乌地黄酒

【配料】制首乌15克，生地黄15克，白酒500毫升。

【制法】首乌洗净闷软，切成约1厘米见方的块，生地黄淘洗后切成薄片，待晾干水气同下入酒坛中，将白酒缓缓注入坛内，搅匀后封闭浸泡。每隔3天搅拌一次，约10～15天之后即可开坛滤去药渣饮用。

【功效】制首乌能补肝肾、益精血，配以生地，能增补阴之效，能缓酒热之性。宜于春季大多数人饮用。

【用法】每天2次，每次10～15毫升。

5.桑叶糯米酒

【配料】桑叶250克，糯米1500毫升，酒曲适量。

【制法】取春桑叶（农历四月桑叶茂盛时采集）和冬桑叶（农历十月采集）各半，洗净，切碎，加水煎煮30分钟，去渣。以煎好的桑叶汁拌糯米蒸熟，加入酒曲，拌匀，放于温暖处发酵20日，榨取酒液，装瓶备用。

【功效】滋养肝肾，清利头目。用于肝肾不足，头目昏花。

【用法】每日2次，每次15毫升。

小贴士

桑树有"东方自然神木"之称，桑叶味甘，微寒，入肝、肾经，含有胡萝卜素、维生素、氨基酸、胆碱、黄酮甙等成份，可养肝阴，清头目，并有降压、降血糖作用。此酒方载于清代《养生须知》，原名"神仙延寿丹酒"，称此酒可"清上补下，调和百脉，清相火，补肝肾，聪耳明目，润肌肤，美容颜。久服老变童颜，乌须黑发，广嗣延年。"原方用桑枝，今改用桑叶。此外，制作本酒时，直接用米酒浸泡，隔水煮1小时，放置10天，亦可。

6.羊肉生梨酒

【配料】嫩肥羊肉500克，大生梨3个，糯米300克，酒曲50克，白酒2000毫升。

【制法】将羊肉切成薄片，放锅内煮烂；将生梨剜去核，切成薄片；酒曲研细末，备用。将煮熟的羊肉放入白酒中浸泡24小时，捞出后，与梨片一同捣烂，压取汁，备用。将糯米加水蒸至半熟，待冷后，倒入干净容器中，加入酒曲、羊梨汁等，搅拌均匀，加盖密封，放温暖处，发酵。经10天后，开封，压去糟渣，取酒液贮瓶备用。

【功效】补气益肾，健脾润肺。适用于病后虚弱，脾胃不振，食少乏力，腰膝酸软，肺虚咳嗽等。本酒是很好的食疗保健酒方，对病后体虚者尤为适宜，可以常服。本酒与羊羔酒比较，基本相同，但加入了生梨，而增加了润肺止咳的功效。

【用法】每日3次，每次空腹服2~3小盅。

小贴士

羊肉是我国人民食用的主要肉类之一，羊肉较猪肉的肉质要细嫩，较猪肉和牛肉的脂肪、胆固醇含量都要少。冬季食用，可收到进补和防寒的双重效果。羊肉性温热，补气滋阴、暖中补虚、开胃健力，在《本草纲目》中被称为补元阳、益血气的温热补品。不论是冬季还是夏季，人们适时地多吃羊肉可以祛湿气、避寒冷、暖心胃。寒冬常吃羊肉可益气补虚，促进血液循环，增强御寒能力。

7.龙眼桂花酒

【配料】龙眼肉150克，桂花50克，白糖120克，白酒1500毫升。

【制法】将上两味药与白糖、白酒共置入容器中，密封静置浸泡。浸泡时间愈久愈佳。

【功效】益心脾，补气血，养颜。适用于思虑过度，面色不华，精神萎靡，健忘，记忆力减退，失眠多梦，心悸怔忡等症。

【用法】每日1～2次，每次饮服20～30毫升。

8.松叶竹叶酒

【配料】松叶150克，淡竹叶50克，蜂蜜90克，白酒1500毫升。

【制法】将松叶、竹叶洗净、切碎、晾干，与蜂蜜同放入白酒中，搅拌均匀，加盖密封浸泡30天即成。

【功效】消除疲劳，提神醒脑。对动脉硬化有辅助治疗作用。

【用法】每日1～2次，每次饮服10～25毫升。

小贴士

淡竹叶在中国食用、药用历史悠久，其中含有大量的黄酮、内酯、多糖、叶绿素、氨基酸、维生素、微量元素等营养素，淡竹叶提取物高度浓缩了黄酮类化合物和香豆素类内酯营养素，具有良好的抗自由基能力；其抗衰老、抗疲劳和免疫调节作用与花粉相当；

降血脂和血胆固醇作用与银杏叶提取物相似；抗菌、消炎和抗病毒作用与茶多酚相似；镇咳祛痰、清热解毒效果胜竹沥一筹，是理想的纯天然保健营养素。

9.人参解困酒

【配料】人参20克，熟地黄25克，枸杞子90克，冰糖100克，白酒1500毫升。

【制法】将人参去芦头、烘软、切片，枸杞子除去杂质，与白熟地同放入洁净的纱布袋中，封好袋口，把药袋放入酒中密封浸泡，每日搅拌1次。浸泡15天后，用洁净纱布过滤，取药酒备用。将冰糖放入锅中，加少量水加热溶化煮沸，煮至见微黄时，趁热过滤去渣，待凉后加入药酒中，搅匀。静置一段时间后，取上清酒液即可饮用。

【功效】大补气血，安神，养肝明目。适用于身体虚弱，神经衰弱，头晕目眩，腰膝酸软等。无病者常饮，有强身健体、益寿延年之功。

【用法】每日2次，每次饮服15～20毫升。

10.人参三七酒

【配料】人参15克，三七、川芎各15克，当归、黄芪各30克，五加皮、白术各20克，甘草6克，五味子、茯苓各15克，白酒1500毫升。

【制法】将药切碎，与白酒一起置入容器中，密封浸泡15日以上即成。

【功效】补益气血，养心安神。适用于劳倦过度，久病虚弱，或兼有失眠多梦，不思饮食，倦怠乏力等症。

【用法】早、晚各1次，每次饮服15～30毫升。

11.菠萝砂糖酒

【配料】菠萝1个，赤砂糖300克，米酒2000毫升。

【制法】选取七八成熟，略带香甜味，按之稍软的菠萝1只，切除果柄及头部，将菠萝连皮纵切为4块，每块再切成厚片，放入3000毫升容量的广口瓶中，倒入米酒，加糖，密封浸泡，每2～3日略加摇动1次，经1个月左右即可饮用。菠萝取出，去皮后可以食用。

【功效】清热解渴，消暑提神，化食止泻。适用于热病烦渴、伤暑、积食、泄泻等，亦可以提神，解除疲劳。

【用法】每日2次，每次10～15毫升。

小贴士

菠萝又名凤梨、波萝蜜，味甘、酸，性温。《本草纲目》载："菠萝蜜瓤味甘香，微酸，平，无毒。主止渴解烦，醒酒，益气，令人悦泽。核中仁味同，主补中益气，令人不饥，轻健。"菠萝果皮和果肉中含有较丰富的B族维生素和维生素C，酒浸可以使菠萝的营养成分充分溶出。菠萝中含有的菠萝蛋白酶，具有抗炎、抗水肿及溶解纤维蛋白的作用。有过敏体质的人过食菠萝会因蛋白酶过敏而引起菠萝中毒，称为菠萝病。所以，对菠萝过敏者不可服用本酒。

❧ 产后气血虚弱者宜喝的药酒

　　女性产后，气血亏虚，因此在产后需要注意营养，在产后1～2天最好吃些清淡而易消化的饮食，以后再逐渐增加含有丰富蛋白质、碳水化合物及适量脂肪的食物，如奶、蛋、鸡、鱼、瘦肉、肉汤、排骨汤及豆制品等。此外还要注意补充维生素及矿物质，可多吃些新鲜水果和蔬菜等。女性产后极易出现便秘，因此要吃些粗粮进行预防。若能常服一些调养养生酒，对产后康复、母婴健康大有裨益。辑录以下药酒方，供选用。

1.杜仲桂心酒

　　【配料】杜仲（炙微黄）60克，桂心、丹参、当归、牛膝、桑寄生、制附子、熟地黄各30克，川椒15克，白酒1500毫升。

　　【制法】将前9味捣碎，入布袋，置容器中，加入白酒，密封。

　　【功效】益肾壮腰，活血通络。主治产后虚弱、腰部疼痛、肢节不利。

　　【用法】口服。每次空腹温服10毫升，日服2～3次。

2.糯米冰糖酒

　　【配料】糯米4000克，冰糖500毫升，米酒2000毫升，甜酒粉（酒曲）适量。

　　【制法】先将糯米淘洗后，置盆中加水适量，在锅中蒸熟。刚熟时取出摊开降温。当降至手触糯米饭感到温手时，即可均匀地撒上甜酒粉，然后装入容器中，密封。保温24～48小时，开封加入米酒和冰糖，再次密封，次日便成。

【功效】温中益气，补气养颜。主治产后虚弱、面色不华、自汗；或平素体质虚弱、头晕眼眩、面色萎黄、少气乏力、中虚胃痛、小便清长等症。

【用法】口服。每次服50～100毫升，日服1～2次。

【出处】引自《药酒汇编》。阴虚火旺者忌服。

小贴士

糯米又叫江米，是大米的一种，常被用来包粽子或熬酒，是家庭经常食用的粮食之一。因其香黏滑，常被用以制成风味小吃，深受大家喜爱。逢年过节，很多地方都有吃年糕的习俗。正月十五的元宵也是用糯米粉制成。糯米味甘，性温，能够补养人体正气，吃了后会周身发热，起到御寒、滋补的作用，最适合在冬天食用。糯米的主要功能是温补脾胃，所以一些脾胃气虚、常常腹泻的人吃了，能起到很好的治疗效果。糯米对脾胃虚寒、食谷不佳、腹胀腹泻也有一定缓解作用。糯米能够缓解气虚所导致的盗汗、妊娠后腰腹坠胀、劳动损伤后气短乏力等症状。糯米有收涩作用，对尿频、盗汗有较好的食疗作用。

3.独活肉桂酒

【配料】独活100克，肉桂18克，白酒800毫升。

【制法】将前两味捣碎，入布袋，置容器中，加入白酒，密封，浸泡10天后，过滤去渣，即成。

【功效】祛风祛湿，通络止痛。主治产后体虚，复感风湿之邪所致的自汗、关节疼痛、四肢酸重等症。

【用法】每次服15～30毫升，日服3次。

4.人参当归酒

【配料】当归、白术各20克，川芎10克，人参、生地黄各15克，炒白芍15克，炙甘草、云茯苓各20克，五加皮25克，红枣、核桃肉各30克，白酒1500毫升。

【制法】上述药物共研细粒，入布袋，置容器中，加入白酒浸泡，盖严，隔水加热煮1小时后，取下待冷，密封，静置7天，过滤去渣，即成。

【功效】补气和血，调脾胃，悦颜色。主治气血两虚、面黄肌瘦、食欲不振、精神萎靡等。

【用法】每次温服10～15毫升，日服3次。

5.山莲藕酒

【配料】山莲藕60～100克，白酒500～1000毫升。

【制法】将山莲藕切碎，入布袋，置容器中，加入白酒，密封，浸泡10天后，过滤去渣，即成。

【功效】润肺滋肾，舒筋活络。主治女性产后血虚及跌打损伤、腰腿痛。

【用法】口服。每次服10毫升，日服2次。

小贴士

山莲藕又叫牛大力，具有补虚润肺、强筋活络的功效。用于腰肌劳损，风湿性关节炎，肺结核，慢性支气管炎，慢性肝炎，遗精，白带。但凡血少燥热者，不宜食用牛大力。牛大力除拥有独特香气外，还含有丰富食物纤维，有助于改善便秘。而选择牛大力时要择细较好，否则中心呈木质就不好吃，另外牛大力近皮部份味道也不错，所以煮时用刀背轻轻将皮刮走即可，如果觉得灰味太重，也可以先用水浸透去除灰味。

6.桂圆枸杞酒

【配料】桂圆肉100克，枸杞子100克，当归、菊花各30克，白酒1000毫升。

【制法】将前四味入布袋，置容器中，加入白酒，密封，浸泡30天后，过滤去渣，即成。

【功效】养血润肤，滋补肝肾。主治身体虚弱、皮肤粗糙等。

【用法】每次服10～15毫升，日服2次。

7.山茱萸酒

【配料】山萸肉60克，米酒500毫升。

【制法】将山萸肉浸于米酒中，以文火加热至沸，取出山萸肉待冷，密封置阴凉处，经常摇动，7日后即可。

【功效】补肝肾，止汗。适用于产后盗汗。

【用法】每日早、晚各1次，每次服50毫升。

8.乌鸡米酒

【配料】雄乌骨鸡1只，米酒1500毫升。

【制法】将乌骨鸡杀，去毛及内脏，洗净，切成小块，上锅加调料炒熟；将炒熟的鸡肉放入酒坛内，倒进米酒，加盖密封浸泡，经常晃动酒坛，5～7天即可。服用时取上清酒液，鸡肉可食用。

【功效】养阴补虚。适用于女性产后虚痨羸瘦、脾虚滑泄等。

【用法】每日3次，每次不拘量，随饮。鸡肉佐餐食用。

9.母鸡参芪酒

【配料】老母鸡1只，人参30克，黄芪30克，白术30克，茯苓30克，麻黄根30克，煅龙骨30克，煅牡蛎30克，黄酒5000克。

【制法】将母鸡杀，去毛及内脏，洗净，切成小块；其余各药物加工成粗颗粒，装纱布袋中，扎紧袋口；将母鸡肉和药袋共同放砂锅内，倒入黄酒，以文火煎煮，约剩酒3000克左右，去药袋和鸡肉，酒液过滤贮藏备用。

【功效】补益气血，强身止汗。适用于女性产后虚弱，汗出不止。

【用法】每日3次，每次适量温饮。鸡肉亦可随意服食。

第五章

最有效的理气活血方法：经穴艾灸

❧ 认识穴位

其实，早在两千多年以前，我们祖先就已经知道人体皮肤上有着许多特殊的感觉点，把它叫做穴位。最早的《黄帝内经》指出，"气穴所发，各有处名"，并记载了160个穴位名称。晋代皇甫谧编纂了我国现存穴位指压专科《针灸甲乙经》，对人体340个穴位的名称、别名、位置和主治一一论述。迨至宋代，王惟一重新厘定穴位，订正讹谬，撰著《铜人腧穴针灸图经》，并且首创研铸专供穴位指压教学与考试用的两座穴位指压铜人，其造型之逼真，端刻之精确，令人叹服。按照中医基础理论，人体穴位主要有三大作用，它既是经络之气输注于体表的部位，又是疾病反映于体表的部位，还是穴位指压、按摩等疗法的施术部位。穴位具有"按之快然""驱病迅速"的神奇功效。

穴位的临床分类

十四经穴：十四经穴为位于十二经脉和任督二脉的穴位，简称"经穴"。经穴因其分布在十四经脉的循行线上，所以与经脉关系密切，它不仅可以反映本经经脉及其所属脏腑的病证，也可以反映本经脉所联系的其他经脉、脏腑之病证，同时又是针灸施治的部位。因此，穴位不仅有治疗本经脏腑病证的作用，也可以治疗与本经相关经络脏腑之病证。

奇穴：奇穴是指未能归属于十四经脉的穴位，它既有确定的穴名，又有明确的位置，又称"经外奇穴"。这些穴位对某些病证具有特殊的治疗作用。奇穴因其所居人体部位的不同，其分布也不尽相同。有些位于经脉线外，如中泉、中魁；有些在经脉线内，如印堂、肘尖；有些有穴位组合之奇穴，如四神聪、四缝、四花等穴。

阿是穴：阿是穴又称压痛点、天应穴、不定穴等。这一类穴位既无具体名称，又无固定位置，而是以压痛点或其他反应点作为穴位治疗的部位。阿是穴多位于病变的附近，也可在与其距离较远的部位。

✍ 艾灸是古老而有效的调养气血法

艾灸是中医学中防病治病、养生延寿的一种简便易行的而又切实有效的方法。它是用易燃的艾绒等在体表经穴或患病部位进行烧灼、熏烤，借助药物温热的刺激，通过经络的传导，起到温通气血、扶正祛邪的作用，从而达到保健养生、防病治病的目的。

艾灸免疫养生能健身、防病、治病，在我国已有数千年历史。早在春秋战国时期，人们已经开始广泛使用艾灸法，如《庄子》中有"越人熏之以艾"，《孟子》中也有"七年之病求三年之艾"的记载。历代医学著作中更比比皆是。艾灸能激发、提高机体的免疫功能，增强机体的抗病能力。艾灸防病、治病的作用大多源于艾灸的补益作用，其基本原理如下。

一是调节阴阳：中医理论认为人体阴阳平衡，则身体健康，而阴阳失衡人就会发生各种疾病。艾灸可以调节阴阳补益的作用，从而使失衡之阴阳重新恢复平衡。

二是调和气血：中医理论认为气是人的生命之源，血为人的基本物资，气血充足，气机条达，人的生命活动才能正常。艾灸可以补气、养血，还可以疏理气机，并且能升提中气，使得气血调和以达到养生保健的目的。

三是温通经络：中医理论认为经络是气血运行之通路，经络通畅，则利于气血运行，营养物质之输布。寒湿等病邪，侵犯人体后，往往会闭阻经络，导致疾病的发生。艾灸能借助其温热肌肤的作用，温暖肌肤经脉，活血通络，以治疗寒凝血滞、经络痹阻所引起的各种病证。

四是扶正祛邪：中医理论认为"正气存内，邪不可干"。人的抵抗力强，卫外能力强，疾病则不易产生，艾灸通过对某些穴位施灸，如大椎、足三里、气海、关元等，可以培扶人的正气，增强人防病治病的能力，而艾灸不同的穴位和部位可以产生不同的补益作用。无论是调节阴阳、调和气血，还是温通经络、扶正祛邪，艾灸对人体起到了一个直接的或间接的补益作用，尤其对于虚寒证，所起的补益作用尤为明显。正是这种温阳补益、调和气血的作用，帮助人们达到防病治病、保健养生的目的。

穴位位于能量流动的通路上，这种通路称为"经络"。中医认为人体的内脏若有异常，就会反应在位于那条有异常的内脏经络上，更进一步地会反应在能量不顺的经穴上。因此，通过给予穴位刺激，使能量的流动顺畅而达到治病的效果，这就是穴位治疗的目的了。

❧ 补益气血直接灸的方法

直接灸即将艾炷直接放在穴位上灸。为防止倾斜，施灸前可先在穴位局部皮肤上涂以少量大蒜汁、凡士林或清水，以增加黏附性或刺激作用。艾炷是用艾绒捏成的圆锥形小体，每燃烧尽一个艾炷称为"一壮"。一般以艾炷的大小和壮数来掌握刺激程度，一般灸7～9壮为宜，直接灸临床又分瘢痕灸、无瘢痕灸和发泡灸三种。

（1）瘢痕灸（又称化脓灸）：用火点燃小艾炷，每壮艾炷必须燃尽，除去灰烬，再更换新炷。灸时可产生剧痛，术者可拍打施灸穴位四周，以缓解疼痛。待所需壮数灸完后，施灸局部皮肤往往被烧破，可予贴敷生肌玉红膏于创面，每日换贴1次，1周以后即可化脓，5～6周左右灸疮结痂脱落，局部留有疤痕。临床常用于瘰疬，皮肤溃疡日久不愈，疣、痣、鸡眼及局部难治之皮肤病。

（2）无瘢痕灸：施灸后局部皮肤红晕而不起泡，且灸后不留瘢痕。临床应用中，小艾炷施灸时患者稍觉灼痛即去掉艾炷，另换一炷。以局部皮肤红晕、无烧伤、自觉舒适为度。临床适用于湿疹、痣、疣、疥癣及皮肤病溃疡不愈。

（3）发泡灸：用小艾炷。艾炷点燃后患者自觉局部发烫时继续灸3～5秒钟。此时施灸部位皮肤可见一艾炷大小的红晕，约1～2小时后局部发泡，一般无需挑破，外敷消毒纱布3～4天后可自然吸收。临床用于疮肿、瘰疬、白癜风、皮炎、疥癣等的治疗。

❧ 补益气血艾炷间接灸的方法

间接灸是用药物将艾炷与施灸腧穴部位的皮肤隔开而施灸的一种方法。此种灸法可产生艾灸与药物的双重作用，是临床广为应用的一种灸法。

（1）隔姜灸：将鲜生姜切成3~4毫米厚的姜片，中间以针刺数孔，放置穴位处或患处，上置艾炷施灸。等患者感到局部灼热疼痛，可将姜片稍提起，然后放下再灸，灸完所规定的壮数，至局部皮肤红晕为度。多用于皮肤冷痛、虚寒性慢性病、面瘫、冻疮、皮肤慢性溃疡、疮癣等的治疗。

（2）隔蒜灸：将鲜蒜切成3~4毫米厚的片，中间以针刺数孔。具体灸法同隔姜灸。隔蒜灸后多有水泡，注意皮肤护理，预防感染。多用于治疗瘰疬、疮毒、皮肤红肿、瘙痒、毒虫咬伤、肺结核等。

（3）隔盐灸：用纯净的食盐填平脐中，或于盐上再置一薄姜片，上置大艾炷施灸。本法适用于阳痿不起、滑泄、不孕、荨麻疹、瘙痒症，以及美容、保健、抗衰老等。

（4）隔附子饼灸：将附子研成粉末，加面、酒调和制成直径约2~3厘米、厚约0.8厘米的附子饼，中间以针刺数孔。具体灸法同隔姜灸。多用于身肿、面黑有尘的皮肤色素沉着病和疮疡久溃不敛等。

❧ 补益气血艾条灸的操作方法

艾条灸是用薄棉纸包裹艾绒卷成圆筒形的艾条，施灸时点燃一端，在穴位或患处施灸。艾条灸法又分为温和灸、雀啄灸和回旋灸三种。

（1）温和灸：将艾条的一端点燃，对准施灸部位，约距皮肤1~2厘米进行熏灸，使患者局部有温热感而无灼痛，一般每穴施灸3~5分钟，以皮肤红晕为度。多用于面瘫、眼袋、皱纹、白癜风、皮肤瘙痒症、雷诺氏症、斑秃、荨麻疹、血管炎、风疹及皮肤疱疹久不收口等多种疾病。温和灸多用于灸治慢性病。

（2）雀啄灸：点燃艾条一端后，与施灸部位并不固定在一定距离，而是像鸟雀啄食一样，一上一下地施灸称为雀啄灸。而将艾条反复地旋转施灸则称为回旋灸。本法适应证基本同上，但雀啄灸多用于灸治急性病。

❧ 10大理气活血穴位

补益气血养生保健灸尤其容易，因为取穴不多，便于掌握，只要经过一般医师的指导，或者按图取穴，就可以自己操作，达到保健的目的。在保健灸时其中关键的问题在于取穴和操作技术。历代医学家曾经把以下穴位作为养生保健的要穴，认为经常施灸可以延年益寿，患者只要医师指导一次，即可领会其全部操作要领。

1.百会穴：可升气，可降气

百会穴位居巅顶部，其深处即为脑之所在；且百会为督脉经穴，督脉又归属于脑。此外，根据"气街"理论，"头气有街"，"气在头者，止之于脑"（《灵枢·卫气》），即经气到头部（手、足三阳）都联系于脑。根据"四海"理论，"脑为髓海"。杨上善注说"胃流津液渗入骨空，变而为髓，头中最多，故为海也。是肾所生，其气上输脑盖百会穴，下输风府也"。可见，百会穴与脑密切联系，是调节大脑功能的要穴。百脉之会，贯达全身。头为诸阳之会，百脉之宗，而百会穴则为各经脉气会聚之处。穴性属阳，又于阳中寓阴，故能通达阴阳脉络，连贯周身经穴，对于调节机体的阴阳平衡起着重要的作用。百会穴的穴性，可以用来调理气机的运行。

（1）可升：即对于因气机上升不及甚至反而下降所导致的一些临床疾患，选用百会穴可起升阳举陷、益气之效。《铜人腧穴针灸图经》曰："百会，治小儿脱肛久不差"。临床中因为中气下陷所导致的脱肛、胃下垂、肾下垂、子宫下垂、眩晕、头痛等症，常常可以选用百会穴为主，配合其他穴位进行治疗。例如：对于中气下陷所致的脱肛，可以选用百会、长强、大肠俞、脾俞、气海，均用补法；对于因中气下陷所致的胃下垂，可配足三里、中脘、建里、气海具有较好的疗效。

（2）可降：即对于因气机下降不及甚至不降反升所导致的临床疾患，选用百会穴具有降逆平冲的作用。百会又名巅上（《针灸聚英》）、五会。《灵枢·经脉》云："肝足厥阴之脉……上出额，与督脉会于巅。"故而"五会"为手足三阳、督脉与足厥阴肝经之会。肝为刚脏，其气易逆易亢，人体的火热之邪或者阴寒之气多易顺肝经上逆入脑，直犯巅顶，从而出现眩晕、恶心、巅顶头痛、中风以及神智昏迷等症状，此时取穴百会并且用泻法具有良好的平肝潜阳、镇肝熄风的功效。《玉龙歌》云："中风不语最难医，发际顶门穴要知，更向百会明补泻，即使苏醒免灾危。"所以临床中对于因肝阳上亢、肝火上炎、肝风内动或者厥阴寒气上逆所致的眩晕、恶心、巅顶头痛、中风、昏迷等症，常选用百会穴用泻法，配合其他穴位来进行治疗。例如：配合太冲、头维、太阳、风池治疗肝阳头痛；配合谷、太冲、十宣或者十二井穴放血治疗中风、神智昏迷、抽搐等。

小贴士

醒脑开窍：治尸厥、卒暴中风等症。现代常与曲池、足三里、三阴交、太冲等穴相伍，治疗高血压、眩晕、血管性头痛等。

安神定志：治心悸、失眠、健忘等症。现代常与风池、内关、神门、三阴交等穴相伍，治疗神经衰弱、心律失常等疾病。

升阳举陷：治脱肛、泄泻等症。现代常与长强等穴相伍治脱肛；与气海、关元等穴相伍治阴挺；与脾俞、肾俞等穴相伍治久泻；与印堂、三阴交等穴相伍治遗尿。

通督定痫：治癫狂、痫证。现代多与大椎、人中、神庭、神门等穴相伍，治疗精神分裂症、癫痫等。

2.膻中穴：宽胸理气最有用

膻中穴位于胸部两乳头连线的中点，平第四肋间处。膻中具有宽胸理气、活血通络、清肺止喘、舒畅心胸等功能。《黄帝内经》认为"气会膻中"，也就是说膻中可调节人体全身的气机。此外，膻中是任脉、足太阴脾经、足少阴肾经、手太阳小肠经、手少阳三焦经的交会穴，也是宗气聚会之处。它有阻挡邪气、宣发正气的功效。而现代研究发现，膻中穴位于人体胸腺的部位，可参加机体的细胞免疫活动。而点按该穴后可影响心血管神经的调节中枢，促进全身血液的重新分配，改善冠状血流量，还可以提高胸肺部的植物神经功能。现代医学也证实，刺激该穴可调节神经功能，扩张冠状血管及消化道内腔径，在临床上可用于呼吸系统疾病（如咳嗽、支气管炎、胸膜炎等）、消化系统疾病（如呃逆、呕吐、食道炎等）、心血管系统疾病（如心绞痛、心悸、心肌缺血缺氧等）以及产后缺乳等病证的治疗。而我们平时常按膻中穴也有很好的保健作用。心脏不适时，可有呼吸困难、心跳加快、头晕目眩等，此时按按膻中，可以提高心脏工作能力，使症状缓解；工作、生活压力大，难免烦躁生闷气，按膻中穴可使气机顺畅，烦恼减轻；女性按此穴不仅能防治乳腺炎，还可丰胸美容；产妇灸膻中则可催乳。

温灸法：用扶阳罐温灸即可，每次3～5分钟左右。适用于有寒证者或产后缺乳者。通过罐体磁场和红外线刺激该穴位，具有宽胸理气、活血通络、清肺止喘、舒畅心胸等功能。

3.中脘：补益中气首选穴

中脘穴为治疗消化系统病证常用穴，位于肚脐直上4寸，即剑突与肚脐之中点。具有健脾益气，消食和胃的功效。主治胃痛、腹胀、肠鸣、反胃、吞酸、呕吐、泄泻、痢疾、黄疸、饮食不化、失眠。现多用于胃炎、胃溃疡、胃下垂、胃痉挛、胃扩张、子宫脱垂等病症的治疗。

当然，中脘穴也可用发泡灸法（灸疗的另外一种方法）。方法是用大蒜10克捣烂，油纱布2～4层包裹，敷在中脘（位于脐上正中4寸处）穴上，待局部皮肤发红、起泡，有灼热感时去掉（一般保持2小时），洗净蒜汁，每日一次。此法适用于各种原因引起的腹胀。

·

4.关元穴：培元固本，凡元气亏损均可使用

关元穴具有培元固本、补益下焦之功，凡元气亏损均可使用。临床上多用于泌尿、生殖系统疾患。

中医认为关元为一身之元气所在，为男性藏精、女性蓄血之处。艾灸关元对于慢性胃炎、泌尿生殖系统疾病，如前列腺炎、慢性子宫病、夜尿、遗精、早泄、阳痿、性功能减退、缩阳症、月经不调、痛经、盆腔炎、赤白带、功能性子宫出血、不孕症、子宫下

垂、女性阴冷等症有较为明显的治疗与保健作用。对于全身性疾病以及其他系统疾病，如慢性腹痛、腹胀、元气不足、少气乏力、精神不振、中老年亚健康状态都有一定的治疗作用。关元穴位于腹部之正中线上脐下3寸，使患者仰卧，由脐中至耻骨联合上缘折用5寸，在脐下3寸处取穴。用于保健灸，最好让医师给患者做好标记，以便患者施灸或家人施灸万无一失。

5.气海穴：调理人体气机的要穴

气海穴位于下腹部，前正中线上，当脐中下1.5寸。取穴时，可采用仰卧的姿势，直线连结肚脐与耻骨上方，将其分为10等分，从肚脐3/10的位置，即为此穴。气海穴为人体任脉上的主要穴道之一。

气海名意指任脉水气在此吸热后气化胀散。本穴物质为石门穴传来的弱小水气，至本穴后，水气吸热胀散而化为充盛的天部之气，本穴如同气之海洋，故名气海。气泽名意与气海同，泽指穴内的天部之气为混浊之状。

气海穴主治绕脐腹痛、水肿鼓胀、脘腹胀满、水谷不化、大便不通、泻痢不禁、癃淋、遗尿、遗精、阳痿、疝气、月经不调、痛经、经闭、崩漏、带下、阴挺、产后恶露不止、胞衣不下、脏气虚惫、形体羸瘦、四肢乏力、妇科病、腰痛、食欲不振、夜尿症、儿童发育不良等病。

6.肾俞：补益肾气的要穴

肾俞穴在第二、三腰椎棘突之间，旁开一寸五分。取穴时可使患者正坐直腰，由医者两手中指按其脐心，左、右平行移向背后，两指会合之处为命门穴（此穴正对脐中），由此旁开取之。但此法对于胖人腹壁下垂者不甚准确，可让医师在患者身上做好标记，以便患者家人施灸。

肾俞为肾气输注于背部的背俞穴。肾为先天之本，受五脏六腑之精而藏之，为人身精气出入之源泉，又主宰一身之元气。肾与膀胱、生殖系统、神经系统、消化系统、呼吸系统均有关系，如果肾气足，则人体精力充沛，强劲有力，生殖力强，脑功能也精巧灵敏，消化旺盛。肾俞在腰间，是十二脏腑背俞穴之一，属足太阳膀胱经，有调理肾气、强健脑脊、聪耳明目、健身强体、壮元阳之功效。对于肾虚所致的腰痛、性功能减退、遗精、阳痿、月经不调、盆腔炎、不孕症、腰肌劳损、身体虚弱、面色痿黄、四肢不温、慢性腹泻、耳鸣、耳聋等症有明显的治疗作用。

7.命门：命门之火就是人体阳气

命门穴是人体督脉上的要穴。位于后背两肾之间，第二腰椎棘突下，与肚脐相平对的区域。命门穴，为人体的长寿大穴，其功能包括肾阴和肾阳两个方面的作用。现代医学研究表明，命门之火就是人体阳气，从临床看，命门火衰的病与肾阳不足证多属一致。经常艾灸命门穴可疏通督脉上的气滞点，加强与任脉的联系，促进真气在任、督二脉上的运行，以达强肾固本，温肾壮阳，强腰膝，固肾气，延缓人体衰老之效。用于治疗阳痿、遗精、脊强、腰痛、肾寒阳衰、行走无力、四肢困乏、腿部浮肿、耳部疾病等症。

8.足三里穴：有调理脾胃、补中益气之功能

足三里穴位于膝关节髌骨下，髌骨韧带外侧凹陷中，即外膝眼直下四横指处。古今大量的针灸临床实践都证实，足三里是一个能防治多种疾病、强身健体的重要穴位。它具有调理脾胃、补中益

气、通经活络、疏风化湿、扶正祛邪之功能。针灸学家也十分推崇足三里穴的养生保健和临床治疗作用，认为足三里不仅具有延年益寿的作用，还能够治疗腹痛、腹胀、食欲不振、痛经、痹证、耳鸣等多种疾病。现代医学研究也证实，艾灸刺激足三里穴，可使胃肠蠕动有力而规律，并能提高多种消化酶的活力，增进食欲，帮助消化，其对治疗胃十二指肠球部溃疡、急性胃炎、胃下垂，解除急性胃痛的效果尤其明显。

9.血海：有引血归经、治疗血分诸病的作用

血海穴是人体穴位之一，位于大腿内侧，髌底内侧端上2寸，当股四头肌内侧头隆起处。对其按摩或针灸可治疗痛经、荨麻疹、产妇酸痛等症。血，受热变成的红色液体也。海，大也。该穴名意指本穴为脾经所生之血的聚集之处。本穴物质为阴陵泉穴外流水液气化上行的水湿之气，为较高温度、较高浓度的水湿之气，在本穴为聚集之状，气血物质充斥的范围巨大如海，故名。

血海，是足太阴脾经的一个普通腧穴，但在临床应用中，却有一般人意想不到的疗效。《金针梅花诗钞》血海条曰："缘何血海动波澜，统血无权血妄行。"可见血海穴在功能上有引血归经，治疗血分诸病的作用。

10.三阴交：有健脾和胃化湿、疏肝益肾、调经血、主生殖之功效

三阴交在从内踝至阴陵泉折作13寸，当内踝正中直上3寸之处取穴。或以本人食、中、无名、小指四指并拢放于内踝尖上便是。施灸者最好咨询医师，让其做好标记，以便施灸准确。

医家认为三阴交穴为足三阴经之交会穴，所以有主治肝、脾、肾三个脏的作用，此穴属脾经，有健脾和胃化湿、疏肝益肾、调经

血、主生殖之功效。临床艾灸三阴交用于治疗保健灸、泌尿、生殖及消化系统疾病，对于小便不利、膀胱炎、急慢性肾炎、阳痿、遗精、月经不调、痛经、带下、经闭、功能性子宫出血、不孕症、子宫收缩无力等症效果明显。经常施灸对中老年人有强壮保健的作用。

❧ 艾灸补气养血注意事项

灸疗是以中医脏腑经络基础理论为指导的一种治疗方法，因此，使用时，首先要根据疾病的病位、病性等辨证选穴，这样才能收到预想的效果。

灸法一般多用艾灸。这是因为艾为温辛、阳热之药。其味苦，性微温，无毒，主灸百病。艾是多年生菊科草本植物，灸用以陈旧者为佳。点燃后，热持久而深入，温热感直透肌肉深层，一经停止施灸，便无遗留感觉，这是其他物质所不及的。因而，艾是灸法理想的原料。

灸治是一种热疗，它是借助于艾灸的温热而疏通经络，故在施灸时，切不可距离太近，以免灼伤皮肤，造成感染。更要防止艾团的火花迸射，烧伤皮肤。灸治，现在多以被灸处皮肤有温热感或灼热感为标准。点燃的艾条一般距离皮肤约3~5厘米，时间约5~10分钟为宜。

施灸前要充分了解灸治的方法及疗程，尤其是瘢痕灸。在施灸前，要将所选穴位用温水或酒精棉球擦洗干净，灸后注意保持局部皮肤温度适当，防止受凉，影响疗效。瘢痕灸后，局部要保持清洁，必要时要贴敷料，每天换药1次，直至结痂为止。

除瘢痕灸外，在灸治过程中，如有起泡时，可用酒精消毒后，用毫针将水泡挑破，再涂上龙胆紫即可。偶有灸后身体不适者，如身热感、头昏、烦躁等，可适当活动身体，饮少量温开水，或针刺合谷、后溪等穴位，可使症状迅速缓解。施灸时注意安全使用火种，防止烧坏衣服、被褥等物。

第
六
章

中医如何补益气血

✍ 中医常用的补气中药

补气是我们生活的需要，每个人身体出现问题的话，一般都是由于气虚或者血虚。血虚有血虚的调养方法，而气虚的话我们一般采用的补气方法都是通过中药调理，常用的中药一般有以下几种。

1.人参：大补元气、安神益智的中药之王

人参，根肥大略像人形而得名，为五加科植物人参的根和根茎，是最重要的补益珍品之一。人工栽培的人参也称为"园参"，野生的人参称为"野山参"，二者以"野山参"品质为优。

中医历来将人参视为济世之上品，历代医药学家认为，人参具有补气养血、固液生津、益智安神、开心明目、大补元气等功能。《图经本草》记载一则故事："使二人同走，一含人参，一空口，各走奔三五里许，其不含人参者，必大喘；含者气息自如。"足见其功效非凡。现代医学研究证明，人参具有调节人体生理机能，提高人体免疫力，抗肿瘤，抗辐射，抗疲劳，抗衰老，增强耐力，提高体力与脑力劳动的效率，增强性功能，协调神经的兴奋与抑制作用，调节异常血糖水平，促进体内蛋白质的合成等作用。对贫血、神经衰弱、妇女失血过多、男子性功能失调、心血管等多种疾病都有治疗作用。由于人参在诸多方面的神奇功效，所以被人们推崇为"中药之王"。

值得注意的是，人参的产地不同，功效也不同。"吉林参"

与"高丽参"性偏温。适用于年高体虚，阳气不足的老年人。吉林白参、白参须性质平和，宜于气虚乏力、声短懒言、动则汗出的患者。选用隔水炖服的方法，用小火蒸炖1小时左右，稍冷服用。"野山参"的生长年限比较长，补益作用较强。可广泛适用于神疲乏力、少气懒言、食欲不振、失眠健忘等一切虚证的治疗。

补益调养

以人参代茶饮用。取人参饮片（切好的干燥药片）3～9克，早晨放入杯中，当茶饮用，晚上将浸泡数次的药片，嚼碎咽下。此法最为方便，且不浪费药品。

取人参饮片5~10克，放入适量冷水浸泡一夜，次日加大枣或桂圆3～5枚，上笼蒸30分钟即可，然后取汁饮用。一料药物可以蒸用2～3次，最后一次，汁、药一同服食。

取人参饮片5~10克，放入砂锅内，加水适量浸泡半月，然后煎沸，改用小火（习称"文火"），继续煎1小时后，即可取用。一般煎2～3次，最后一次，汁、药一同服食。

将人参干燥后，粉碎成细末，每次2克，以温水或黄酒冲服，日服2~3次。

将人参（整支）或饮片放入白酒内，浸泡10天后即可饮用，每次5~10毫升，早晚各一次。

鸡一只（约500～600克），洗净，切成块，放入汽锅内，加葱、姜、花椒少许，盐适量，然后加入人参饮片15克（或参段），上火蒸至肉烂，食肉饮汤。如果再加一些枸杞子则更好。其作用可以温中益气，添精补髓。

小贴士

使用注意：服用人参因其性偏温，凡阴虚火旺、感冒发烧、高血压、湿热壅滞的患者，都要禁用，否则，会加重病情。人参毒性很小，但服用仍不得过量或长期大量服用，否则，也会产生毒副作用，出现眩晕、头痛、失眠、皮疹、水肿、出血、闭经、高血压等症状，这就是所谓的"人参滥用综合征"。身体有病的人除需在医生指导下服用外，还应注意以下问题：①在服用人参期间，要忌食萝卜，以免降低人参的功效。②选用人参进补一定要去正规药店（药房）购买或经药物鉴定专家鉴定过的，确是人参，方可放心使用，不要在小贩小摊上购买，以防买到假货，确保安全用药。

2.党参：补中益气、生津养血，功效与人参近似

党参为桔梗科植物党参的干燥根。党参可谓人参之"姊妹"，因其功效与人参近似，只是补益的力量较人参弱些而已。党参产量较大，且价格低廉，常作为人参的代用品应用于临床，只是在用量上要较人参大。现代医学研究证明：党参能有效降低心肌耗氧量，明显增加血中红细胞数量；有保护胃黏膜和明显的抗溃疡作用，有效促进免疫功能。除此以外，还有抗缺氧、抗辐射、抗疲劳等作用。

补益调养

党参、黄芪各50克，母鸡1只，大枣5枚，生姜5片，共炖，熟后加盐，味精少许调味，吃肉饮汤，3～5日按上法服食1次，连用3～5次。对老年体弱、贫血、慢性内脏下垂（如子宫、肾、胃下垂和脱肛）效果显著。

党参30克，炒大米30克，加水4杯，煎至2茶杯，代茶饮（也可

食米），服用2~4次。适用于中气虚弱，食欲不振，消化不良，慢性胃炎及胃、肠、十二指肠溃疡等症。

党参、枸杞子各15克，浸于500毫升白酒或米酒中，1周后服，每次约10毫升，早晚各1次。适用于神经衰弱和气血两虚等症。

党参15克，五味子9克，麦冬12克，每日早晚2次煎服。可治冠心病、神经衰弱、心悸、气短等症。

3.太子参：补益气阴，堪称老少皆宜的清补药品

太子参主产于江苏、安徽、山东诸省，因其根部较为细小，有3~7厘米长，和人参块根等相比，犹如稚嫩的孩童，故而有孩儿参、童参的别名。盛夏时采挖，质量最佳。

太子参性微温，味甘，有补益气阴、生津止渴的功用，功效与人参相近，但药力薄弱，与党参相比，补气作用较弱，但生津养阴之力比党参强，有时可用它代西洋参使用。因此，太子参堪称老少皆宜的清补药品。

太子参可以补肺，健脾胃，治疗肺虚咳嗽、脾虚食少、心悸自汗、神疲乏力、口干、泄泻、体虚等症。儿童一般不宜盲目服食人参，但太子参药性秉和，当小儿自汗、纳呆、倦怠、消瘦、体衰或虚咳痰少、口干咽燥时，可选用养阴益气的太子参，常获良效。据现代中药药理学分析，太子参能够治疗慢性胃炎、胃下垂、慢性肠炎、神经衰弱、慢性支气管炎、肺气肿、肺结核等多种疾病。

太子参药性缓和，阴阳兼顾，深受临床医生和养生行家垂青，即使无病的人少量服之也无妨害，体弱老人服用更具有祛病养身、延年益寿的作用。服用太子参可以采用多种方式，如浸酒、泡茶、熬粥、制膏、药膳等，既对无明显疾患者有清补作用，也能有针对

性地对某些疾病进行食疗。

补益调养

儿童食欲不振、食少倦怠、口燥咽干可用太子参30克，枸杞子15克，山药30克，冰糖10克，水1000毫升，煎水去渣，代茶饮用。

心悸、失眠、易出虚汗可用太子参9克，五味子6克，炒枣仁9克，每日开水冲泡代茶饮用。

小贴士

临床很少单用太子参，多配伍其他药应用。太子参药性平和而入脾经。脾胃虚弱而不受峻补者，常与黄芪、白术等同用，有增强补脾益气功能；脾胃虚弱、进谷不馨、倦怠乏力者，可与山药、扁豆、谷芽、荷叶等同用，以健脾助运，治虚损劳伤。

4.西洋参：补气养阴、生津止渴，药性比较平和

西洋参是五加科植物西洋参的根。原产于北美洲，目前我国也有大面积栽种。与人参一样，西洋参也具有很好的补益作用，但两者还是有一定区别，中医名家张锡纯曾说："西洋参，性凉而补，凡欲用人参而不受人参之温补者，皆可以此代之。"因此，历来医家称西洋参药性比较平和，能"益肺阴、清虚火、生津止渴"。现代医学研究证明，西洋参具有降低血糖、抗肿瘤、抗病毒、抗疲劳和抗缺氧，以及提高免疫功能的作用。用法类同人参，可泡饮、蒸服、煎服或加入汽锅鸡中，一般每次用量为3～6克。

补益调养

口渴乏力，取西洋参3~6克，枸杞6克，开水冲泡，代茶饮用，不拘时服。

自汗神疲、舌燥便干，取西洋参3~6克，麦冬6克，五味子3克，开水冲泡，代茶饮用，不拘时服。

短气喘促，咳嗽痰少，或痰中带血，可用西洋参3克，麦冬6克，川贝母3克，开水冲泡，代茶饮用，不拘时服。

心烦、多梦，可用西洋参3克，炙甘草3克，生地黄6克，开水冲泡，代茶饮用，不拘时服。

脾胃虚弱、不思饮食，可用西洋参3克，大麦6克，山楂片3克，开水冲泡，代茶饮用，不拘时服。

中暑，汗出，头身困重，可用西洋参3克，鲜西瓜皮30克，煎汤频服。

消渴病（糖尿病），口渴多饮、身热心烦、倦怠乏力者，可用西洋参6克，麦冬9克，黄连3克，开水冲泡，代茶饮用，不拘时服。

小贴士

西洋参在治病健身方面虽有独到之处，但它也有禁忌证。中医认为凡阳气不足、胃有寒湿者忌服。例如面色苍白、四肢浮肿、畏寒怕冷、心跳缓慢、食欲不振、恶心呕吐、腹痛腹胀、大便溏薄、舌苔白腻等患者，以及男子阳痿、早泄、滑精，女子性欲淡漠、痛经、闭经、带多如水者，均忌用西洋参。小儿发育迟缓、消化不良者，不宜服用西洋参。感冒咳嗽或急性感染有湿热者，也不宜服西洋参。西洋参与其他药物一样有不良反应。如有的人服用西洋参后，会出现畏寒、体温下降、食欲不振、腹痛腹泻等症状，也有的会发生痛经和经期延迟，还有的会发生过敏反应，上下肢呈现散在性大小不等的水泡，瘙痒异常，停药后，水泡可自行吸收消退。尽管如此，不少人依然认为西洋参的疗效比人参好，其实这是一种误解。虽然两者是同属植物，又均有补气作用，但药性方面毕竟有寒、温之别，而且西洋参的药力不及人参，如对休克或低血压等治疗，仍以人参为佳。服用西洋参期间请勿饮茶，也勿吃萝卜，以免影响滋补作用。

5.黄芪：补气升阳、益卫固表，是中医补气要药

黄芪是中医补气要药。中医认为，黄芪可补全身之气，还可生血、固表、升阳、生肌、止汗。中医临床多用于治疗气虚体弱，行走气急，四肢无力，体虚多汗，脾胃虚弱，气虚脱肛，精神萎靡不振以及心悸等症。脑力工作者及妇女由于脾胃虚弱，经常头晕目眩，面色苍白，呼吸不畅，四肢发凉，最为适宜服用黄芪。若在冬令时节，体弱易患感冒者，可用黄芪煎汤代茶饮，有防治感冒的作用。此外，中医临床遇到气血不足的疮痈内陷，脓成不溃，或溃后脓水清稀，疮口久溃不敛时，可用黄芪配伍其他中药来治疗，取得较好疗效。

现代医学研究证明：黄芪（黄芪多糖）具有增强免疫力、抗衰老及抗缺氧的作用，能显著降低血压，并能扩张血管，对抗心肌缺血，其多糖有明显的保肝作用等。黄芪一般用量为10～15克，大剂量时可用30～60克。饮片黄芪分为炙与不炙两种，补气升阳多用炙黄芪，其他方面多为生用。

补益调养

黄芪50克，老母鸡1只（洗净）共炖，熟后加适量调味品，食肉饮汤。适用于病后、产后身体虚弱等。

黄芪30克，大枣10枚，瘦肉（猪、牛、羊肉均可）500克，加调味品，共炖，食肉饮汤。适用于气血两虚、身体瘦弱和贫血等。

黄芪30克，鲫鱼1条（150～200克），掏膛、洗净，放入大碗内，下黄芪，加水适量，放入调味品，蒸2小时左右，食鱼饮汤。适用于营养不良，肾炎浮肿，产后体弱等。

体倦乏力、食少便溏、咳嗽气短者可参见人参、党参等配伍使用。

脱肛、内脏脱垂、眼睑下垂者可用黄芪9克、柴胡6克、升麻6克开水冲泡，代茶饮用。

糖尿病口干易渴者可用黄芪9克、天花粉6克、葛根6克开水冲泡，每日代茶饮用。

面色苍白、血流不易止、皮下易瘀青者可用当归3克、黄芪15克开水冲泡，每日代茶饮用。

久患咳喘、气短神疲者，可用紫菀3克，款冬花3克，苦杏仁6克，黄芪6克，开水冲泡，每日代茶饮用。

平日易汗出不止，易患伤风感冒者，可用黄芪6克，防风6克，白术6克，每日开水冲泡代茶饮用。

溃疡后期，创口难愈者，可用黄芪6克，人参6克，当归6克，每日开水冲泡，代茶饮用。

中风后遗症，肌肤麻木、半身不遂者可用人参6克，黄芪6克，川芎6克，每日开水冲泡，代茶饮用。

6.白术：脾胃虚弱、饮食欠佳最宜用之一

白术是菊科植物白术的干燥根茎。白术早在《神农本草经》中就有收载，将其列为上品，当时称为"术"。产于浙江於潜（即今临安县），称为"於术"，冬天采收的术，习惯上也称"冬术"，且质量较优。白术因主产于浙、赣、湘、鄂等地，被称为南方人参。

现代医学研究证明：白术有保肝利胆、保护胃黏膜、利尿、增强人体免疫力、抗肿瘤的作用，能有效降低脂质过氧化反应，增强机体清除自由基的能力，从而起到一定的抗衰老作用。中老年人当出现脾胃虚弱、中气不足、饮食欠佳、有时四肢乏力或自汗、腹胀、泄泻等症状时，就可以服用以白术为主的药物进行补益调养身体。白术一般用量为5～15克。注意口干舌燥、津液缺少的人不宜服用白术。

补益调养

炒白术15克，炒枳壳9克。取鲜荷叶一张，洗净铺在笼屉上，将上述药物平摊于荷叶上方，再铺上一层纱布，纱布上放适量煮过的粳米和薏米（30克），上笼蒸熟。每日1剂，连服数日，可治食欲不振，消化不良，腹胀。

白术130克，红参30克，加水约1000毫升，浸泡过夜，煮沸后用文火煎1小时左右，滤出，再将浓汁熬成稠膏，加入适量蜂蜜，存入干净器皿中备用。每次服2匙，日服2次。用于滋补脾胃，少食胀满，营养不良等。

脾虚泄泻、食少便溏、体倦乏力、浮肿者可用人参15克，白术30克，茯苓30克，甘草15克，水1000毫升，文火煎一小时，每日代茶饮用。

体虚自汗、反复感冒不愈者可用黄芪6克，防风6克，白术6克，每日开水冲泡代茶饮用。

孕妇唇面苍白、体倦乏力、胎动不安者可用人参粉3克，白术粉6克，阿胶粉6克，每日开水冲服。

7.山药：健脾补肾、益气养阴，滋补佳品

山药原名薯蓣，因其营养丰富，自古以来就被视为物美价廉的补虚佳品，既可做主粮，又可做蔬菜，还可以制成糖葫芦之类的小吃。山药的食用价值，一方面在于它的营养，另一方面在于它的药用。由于干山药补而不滞、不热不燥，所以是中医的常用药物和滋补佳品。山药自古以来也得到人们的喜爱，陆游在《服山药甜羹》诗中称："老住湖边一把茅，时沽村酒具山药。从此八珍俱避舍，天苏陀味属甜羹。"山药这种美食佳肴的食用方法也很多，可以炒食、蒸食、拔丝，也可以与大米、小米、大枣一起煮粥食用。煎服一般用10～30克，大量时用60～250克，研末吞服，每次6～10克。补阴宜生用，健脾止泻宜炒黄用。

补益调养

治脾胃虚弱、食少体倦、便溏久泄等，常与党参、白术、茯苓同用。

治肺肾阴虚、久咳气喘、午后低热、自汗等，常与党参、五味子同用。

治肾气不足、遗精、带下、尿频等，常与莲子肉、芡实等同用。

本品能补气养阴而止渴，可配伍黄芪、葛根、知母、花粉等治消渴症。

小贴士

食用山药一般无明显禁忌证，但因其有收敛作用，所以患感冒、大便燥结及肠胃积滞者忌用。

凡有湿热、实邪者忌用山药。湿热、实邪的症状为舌苔白腻或黄燥、头重、腹胀、红白痢疾等。

山药宜去皮食用，以免产生麻、刺等异常口感。另外加工山药时最好戴上手套，因为山药皮可引起皮肤轻微过敏。如果加工时出现手发痒，只要把双手放进撒了盐或醋的温水中，一会儿就好了，或者直接把醋倒在过敏的地方就可以祛痒。

8.灵芝：扶正固本、养心安神，自古被誉为"仙草"

灵芝是功效十分显著的药用真菌，自古被誉为"仙草"。传说秦始皇为求长生不老，曾派人到东海瀛洲采摘灵芝仙草。《神农本草经》把灵芝列为"上上药"，有益心气、安精魂、好颜色、补肝益气和不老延年等功效。现代研究认为，灵芝对人体免疫、神经、循环、呼吸、消化等系统有调节和保持平衡健康的功能，可辅助化疗，并有抗放射、增长白细胞的功效。此外，食疗还可对糖尿病、慢性支气管炎、哮喘病、冠心病、肝炎、神经衰弱、高血压、性功能低下等疾病起到辅助治疗作用。灵芝的有机锗含量是人参的6～8倍，尤其对延缓衰老、美容祛斑等具有良好的保健效果。此外，还研究发现，身体肥胖者食用灵芝后，能够将多余的脂肪与蛋白排出体外，起到瘦身作用。

补益调养

灵芝10克，蜂蜜20克，灵芝加水400毫升，煎煮20分钟后，加入蜂蜜20克，温饮代茶，每日1剂，长期服用，具有补虚强身、安神定志之功效。

灵芝6克，白糖适量。灵芝切成薄片，水熬两次，取头煎、二煎液合并，加入适量白糖。每日1剂，分早晚2次服完。能治癫痫、冠心病、神经衰弱等症。

灵芝6克，茯苓10克，茶叶2克。将灵芝、茯苓粉碎，与茶叶混合，装入纱布小袋，每袋6克，用开水冲泡服用。每天冲服2～3袋，能祛除老年斑，并预防感冒、降低血脂、通便。

灵芝切成薄片，再磨成细粉。用温开水冲服或嚼服，每日3～4克，能治疗宫颈癌、子宫出血等症。

灵芝50克，米酒500毫升。将灵芝切薄片，浸于米酒中，7～10天后即可服用，每日服2次，日服20～30毫升。

灵芝15克，大枣10枚，花生仁10克，粳米100克。灵芝切碎，水煮取汁，放入大枣、花生仁、粳米煨煮成稠粥，加入白糖后一次服完。长期服用，具有补气养血、健脾安神等功效，能治疗血小板减少症。

灵芝10克，粳米100克，麦芽糖50克。切碎灵芝，头煎、二煎液合并，然后倒入粳米，熬煮成粥，服用时加入麦芽糖，分1～2次服用，能治疗肝炎，提高机体免疫能力。

9.大枣：补中益气、养血安神、抗衰老

俗话说"五谷加红枣，胜似灵芝草"，"一日食三枣，百岁不显老。"中医许多抗衰老方剂中也常用到大枣，由此可见大枣的作用是显而易见的，尤其是患有慢性疾病的中老年人，更不可忽视大枣的保健作用。大枣有增强肌力体质的作用，补血堪称第一。中医认为大枣可以"补中气，滋脾土，润心肺，调营卫，缓阴血，生津液，悦颜色，通九窍，助十二经，为合百药。"常用的医疗处方中，除了大枣外，还有养血的酸枣以及具有润肺和养胃功能的鲜蜜枣和金丝蜜枣。

大枣营养丰富，含有较多的维生素，有"天然维生素"之称，还含有蛋白质、脂肪、糖类、矿物质等营养。另外，鲜枣含维生素P也很多，柠檬是公认的含维生素P丰富的食品，但它与鲜枣比起来要逊色很多。每百克鲜枣中所含的蛋白质也几乎是鲜果类之冠。此

外，它还含有铁、单宁、酒石酸等成分。

大枣适宜于食少、便溏、气血亏损、津液不足、心悸怔忡、黄疸、咳嗽、维生素C缺乏症、高血压病、血小板减少、过敏性紫癜、肝炎、水肿、自汗、肝硬化、失眠等患者食用。

补益调养

大枣5枚，桂圆肉9克，红糖30克，水煎后，连汁、药，共同服下，每天1次，长期服食，可治疗贫血及过敏性紫癜。

大枣6枚，鸡蛋1个，生姜4片，红糖30克，水煎后连汁、蛋服下，每天1次，连服15~30天，可治产后身体虚弱。

大枣、鲜山药、糯米各适量，共煮粥食，长期服食，健脾养身。

大枣5枚，芹菜根3个，煎汤服用，可以治疗高胆固醇血症。

鲜枣1500克或干枣500克，去核，加水煮烂，熬成膏，再加红糖500克，搅拌均匀，每日早、晚各服一次，对于病后身体虚弱，很有补益作用。

小贴士

大枣味甘而能助湿，食用不当或一次食用过多，可致脘腹痞闷、食欲不振。故有湿盛苔腻、脘腹胀满的人须忌用。女性月经期间，会出现眼肿或脚肿的现象，其实这就是中医所说的湿重的表现，这些人就不适合服食大枣，因为大枣味甜，多吃容易生痰生湿，水湿积于体内，水肿的情况就更严重。如果非经期有腹胀的女性，也不适合喝大枣水，以免生湿积滞，越喝肚子的腹胀情况越无法改善。体质燥热者，也不适合在月经期间喝大枣水，这可能会造成经血过多。

10.扁豆：调和脏腑、安养精神、益气健脾

扁豆又名白扁豆、蛾眉豆、鹊豆、菜豆、四季豆、架豆、去豆，是餐桌上的常见蔬菜之一。其种子、花、种皮（扁豆衣）均可入药。扁豆原产于爪哇，南北朝时传入我国。无论单独清炒，还是和肉类同炖，抑或是焯熟凉拌，都很符合人们的口味。

扁豆富含蛋白质、糖类、脂肪、钙、磷、铁、镁、植酸、氨基酸、生物碱及维生素A、维生素C。经常食用能健脾胃，增进食欲。夏天多吃一些扁豆有消暑、清热的作用。

中医认为扁豆有调和脏腑、安养精神、益气健脾、消暑化湿和利水消肿的功效。适用于治疗脾胃虚热、呕吐泄泻、口渴烦躁、酒醉呕吐、女性白带等症，还可用于解酒毒和辅助治疗糖尿病等。扁豆的临床医用特点是补脾而不滋腻，化湿而不燥烈。生用多用于暑湿吐泻，炒用多用于脾虚泄泻、女性白带等症，功能健脾化湿。

现代医学研究表明，扁豆中含有血细胞凝集素，这是一种蛋白质类物质，可增加脱氧核糖核酸和核糖核酸的合成，抑制免疫反应和白细胞与淋巴细胞的移动，故能激活肿瘤患者的淋巴细胞产生淋巴毒素，对机体细胞有非特异性的伤害作用，从而具有抗瘤效果。

补益调养

便溏泄泻、女子带下清稀量多或者小便混浊者，可用白扁豆15克，芡实30克，薏苡仁30克，煎水煮粥。

夏日伤暑、口干头昏、汗出或吐泻者，可用白扁豆10克，藿香3克，鲜西瓜皮10克，开水冲泡，代茶饮用。

小贴士

腹胀忌吃扁豆。南北朝时期的名医陶弘景说："患寒热病者不可食。"《食疗本草》记载："患冷气人勿食。"《随息居饮食谱》道："患疟者忌之。"《本草求真》曰："多食壅滞，不可不知。"烹调扁豆前应将豆筋摘除，否则既影响口感，又不易消化。烹煮扁豆忌时间过短，要保证扁豆熟透。特别是没有经过霜打的鲜扁豆，含有大量皂苷和血细胞凝集素，食用时若没有熟透，则会发生中毒。经及时治疗，大多数患者在2～4小时内即可恢复健康，为防止中毒发生，扁豆食前应用沸水焯透或热油煸，直至变色熟透，方可安全食用。

11.饴糖：补中缓急，润肺止咳

饴糖是以高粱、米、大麦、粟、玉米等淀粉质的粮食为原料，经发酵糖化制成的食品，又称饧、胶饴。主要含麦芽糖，并含B族维生素和铁等。有软、硬之分，软者为黄褐色黏稠液体；硬者系软饴糖经搅拌，混入空气后凝固而成，为多孔之黄白色糖块。药用以软饴糖为好。味甘，性温。能补中缓急，润肺止咳，解毒。溶化饮、入汤药、嚼咽，或入糖果等均可。脾胃湿热、中满呕哕者不宜。

补益调养

胃肠痉挛，腹中冷痛难忍，或空腹疼痛食后痛减，腹部喜温、喜揉、喜按者，可用干姜9克、花椒6克煎水，冲服饴糖12克，痛时服用。

形体消瘦，营养不良，气虚自汗，食少便溏者，可用黄芪6克，大枣3枚，蜜炙甘草3克，饴糖6克，开水冲泡，每日不拘时服。

咽喉干燥，喉痒咳嗽，少气懒言者，可用人参3克，杏仁3克，阿胶粉3克，饴糖6克，开水冲泡，每日不拘时服。

桂皮6克，白芍12克，生姜9克，大枣15克，甘草3克，煎汤取汁；加饴糖18克，再煎溶后温服，为《伤寒论》所载之小建中汤。本方主要以饴糖补中缓急；桂皮、生姜温中助阳；白芍、甘草、大枣缓急止痛，调和肝脾。用于肝脾失调，里急腹痛，喜温喜按；或虚劳，气血不足，心悸不宁，面色无华。

人参9克，干姜5克，花椒3克，煎汤取汁；加入饴糖18克，再煎溶化后服，为《金匮要略》所载之大建中汤。本方仍以饴糖补中缓急为主，以人参益气补中，干姜温中散寒、止呕，花椒温中止痛。全方重在健中温阳而止呕。用于脾胃阳虚，阴寒内盛，腹痛，呕吐，不欲食。

萝卜500克，捣烂，绞取汁液，盛碗中，加饴糖15~30克，蒸化，趁热徐徐饮用。源于《本草汇言》。本方取萝卜清热化痰，饴糖润肺止咳。用于痰热咳嗽，咽干口渴。

12.甘草：健脾益胃，可用于脾胃气虚之证

甘草又名粉草，药用其根及根茎，性味甘平，功能健脾益胃，可用于脾胃气虚所致的饮食减少、倦怠乏力、四肢无力等症；也可补益心气，用于心虚所致的心悸怔忡、气短、脉结代等症；还能缓急止痛，可用于肌肉、血管挛急作痛；重要的是甘草能清热解毒，可解多种药物中毒，如解毒保肝，用于病毒性肝炎的治疗。生甘草兼能润肺，对肺热所致的咽痛、咳嗽等有效。近代研究证明，本品为滑润性祛痰药，口服后能使咽喉黏膜减少刺激，适用于咽喉炎症；甘草有抑制结核杆菌的作用，可用于肺结核。此外，甘草可调和诸药，能缓和有些药物的猛烈作用，使其药性缓和，并保护胃气。

补益调养

心慌心悸、早搏、气短、胸闷、脉律不齐者，可用炙甘草6克，人参3克，生地黄6克，开水冲泡，每日代茶饮用。

食少便溏、泄泻、体虚乏力者，可与人参、白术、黄芪等搭配使用。

咳嗽不止，或有痰，或有喘促者，可单用甘草9克，开水冲泡，每日代茶饮用。

胃肠痉挛疼痛难忍，四肢挛急疼痛者，除积极治疗外，可开水冲泡白芍6克、甘草6克，趁热饮用，也可含服甘草3克。

咽喉肿痛者，可用甘草6克，桔梗6克，开水冲泡代茶饮用。

食物中毒者，在积极治疗同时，可用甘草30克，煎水500毫升饮用辅助治疗。

小贴士

用蜜炙过的甘草称炙甘草，适用于补中益气；生甘草适用于清热解毒；生草梢能治尿道中疼痛，适用于淋病。本品用量一般1～10克，但脾胃有湿而中满呕吐者忌用。不可长期大量服用，过量可引起水肿、高血压。甘草又反大戟、甘遂、芫花、海藻。

❧ 中医常用的补血中药

中药补血其实只适用于血虚证，血虚以心肝血虚为多见。常用甘温滋腻药，如熟地、当归、芍药、阿胶、枸杞、首乌、桑葚、龙眼肉等为主组方。应用时可配益气药，如人参、黄芪、党参等，使气旺而血生；配活血药，如川芎、丹参、丹皮、赤芍等，既可加强补血之力，又可使补血而不滞血；若血虚心神失养者，宜配酸枣仁、柏子仁、夜交藤、灵芝等以养心安神；若筋脉挛急或肢体麻木者，可加天麻、淮牛膝、木瓜、桑枝、豨莶草、三角胡麻等以通络舒筋；头痛眩晕者，加羚羊角、菊花、钩藤、石决明、白蒺藜、磁石、龙骨、牡蛎等以平肝息风；眼目干涩，视物昏花者，加青葙子、密蒙花、菊花、决明子等清肝明目。代表的方剂有四物汤、归脾汤、当归补血汤、炙甘草汤等。

1.阿胶：补血及冬令进补三宝之一

阿胶味甘，性平，归肺、肝、肾经，是驴皮经漂泡去毛后熬制而成的胶质块，所以又叫驴皮胶。

早在2000多年前，《神农本草经》就把它列为上品，认为阿胶主治腰腹疼痛、四肢酸痛以及妇女各种出血与胎产病症。后人将它与人参、鹿茸一起并称为冬令进补三宝。现代临床通常取阿胶滋阴补血、止血安胎、益气补虚的功效，用于治疗眩晕、心悸、失眠、久咳、咯血、吐血、尿血、便血、衄血、崩漏、月经不调、滑胎等病症。

据现代科学分析，阿胶含有明胶原、骨胶原、蛋白质及钙、钾、钠、镁、锌等17种元素。所含蛋白质水解后能产生多种氨基酸，其中有赖氨酸10%、精氨酸7%、组氨酸2%等。药理和临床研究发现，阿胶可以促进细胞再生，临床上能发挥养血、补血、益气等多种效用，对老年久病体质虚弱者，有减轻疲劳、抗衰益寿的作用，对久病体虚，出血后出现的晕厥、便秘也有一定的作用。阿胶还能改善体内钙平衡，它除本身含有钙质外，还可以通过甘氨酸的作用，促进钙的吸收，从而改善因缺钙引起的抽搐。

补益调养

阿胶500克，放大碗内，加水半杯，黄酒半杯，放入锅内隔水炖，待溶化后，再加冰糖200克，搅匀，再继续炖30分钟以上，倒入大些的搪瓷盘里，冷却后即成软糖状，用刀切成大小均等的20块。每日早、晚空腹各吃1块，可治疗各种贫血。

依上法炖制的阿胶，连同炒熟的核桃仁，每日早、晚空腹，各吃1次，每次吃阿胶1块，核桃仁2个。可以治疗便秘、咳喘。

阿胶15克，黄芩、黄连、白芍各6克，水煎取汁，放温后，加鸡蛋黄2个，搅匀，每日3次温服。可治血虚眩晕、心烦、失眠等症。

小贴士

阿胶滋补作用虽然很强，但性偏滋腻，有碍脾胃运化，只适宜于胃肠吸收功能正常者服用。脾胃虚弱、食欲不振、呕吐腹泻者，则不宜服用。值得提醒的是，在患有感冒、咳嗽、腹泻等病或月经来潮时，应停服阿胶，待病愈或经停后再继续服用。另外，服用阿胶期间还须忌口，如萝卜、浓茶等。

2.当归：女性补血活血、调经止痛的要药

当归入药，由来已久，《神农本草经》就将它列为可补可攻的中品药，既可扶正补养，又可攻邪治病。当归首功是补血。血虚引起的头昏、眼花、心慌、疲倦、面少血色、脉细无力，最宜使用当归。当归还能补养全身，有调经、补血、润燥滑肠、温中止痛、破瘀生肌的功效，特别是在治疗妇科疾病中经常应用，如对妇女胎前、产后诸病功效更佳，被历代医家誉为妇科要药。中医认为，归头和归尾偏于活血、破血；归身偏于补血、养血；全当归既可补血，又可活血。现代医学研究证明：当归有抑制血小板聚集，增强机体造血的功能，有抗心肌缺血和抗心律失常的作用；有明显的保肝作用。当归水溶性物质，有兴奋子宫平滑肌的作用，当归粉口服，有降血脂作用。当归一般用量为5～15克。注意大肠滑泻、阴虚火旺和舌苔厚腻者，不宜服用当归。活血须炒用当归。

补益调养

当归24克，黄芪120克，母鸡1只（掏空、洗净），加调料，盐少许，共炖，饮汤食肉。适用于产妇、病后及年老体弱者滋补。

当归、熟地各10克，大枣10枚，水煎，取汁饮，食枣。适用于身体虚弱，面色萎黄，月经不调。

当归30克，生姜15克，羊肉250克，共炖，熟后可加适当调料，饮汤食肉。用于血虚头晕、产后腰痛、身体虚寒、支气管炎、贫血、闭经等症。

小贴士

当归名字由来有几种说法，其一，古人娶妻为生儿育女，当归调血是治疗女性疾病的良药，有想念丈夫之意，因此有当归之名，恰与唐诗"胡麻好种无人种，正是归时又不归"的意思相同。其二，当归治疗妊娠妇女产后恶血上冲，其疗效显著；若发生气血逆乱，服用之后即可降逆定乱，使气血各有所归，因而当归之名也由此而来。其三，出自地名：当归的主产地原在甘肃岷县。唐朝时，岷县附近叫"当州"，因唐以前这一带为"烧当羌"族居住之地。当地的特产有一种香草叫"蕲（qí）"，就是当归，古代"蕲"与"归"发音押韵相同，所以叫当归。

3.地黄：补血养血，促进造血

地黄为玄参科植物地黄的新鲜或干燥块根，药用地黄有鲜地黄、生地黄和熟地黄之分。生地黄（简称生地或干生地）是由鲜品干制而成的；熟地黄（简称熟地）是将干地黄加一定量的黄酒，再经过多次蒸晒，至内外皆成黑色，滋润光泽，柔软，味甜不苦时即成。

熟地与生地的功效有所不同。熟地多用于滋补，有补血养阴、生精益髓、滋肾养肝的作用，适用于各种贫血、月经不调、腰膝酸软、遗精盗汗、头晕心悸、失眠、耳聋耳鸣等症。而干、鲜生地其性寒，故偏于清热凉血，润燥生津。现代医学研究证明，地黄有强心利尿及降压作用，有刺激骨髓，增加纤细胞、血红蛋白和升高血小板的作用，有明显增强机体的免疫功能及显著的镇静催眠和保肝作用。地黄一般用量为10～30克。熟地黄性质黏腻，有碍消化，凡气滞痰多、脘腹胀痛、食少、便溏者忌用。

补益调养

榨取鲜生地汁约50毫升，无鲜汁时也可用干生地30克加水煎汁备用，取粳米100克，加地黄汁和适量水煮粥服食。适用于热病后期津液耗伤，低热不退，心烦口渴及口鼻出血等症。

干地黄60克，白酒500毫升，将干地黄浸入白酒内，密封，待1周后，摇动1次，再放置3天，即可饮用。每日早、晚各服1次，每次约10毫升。适用于阴血不足而引起的肢体麻木、筋骨疼痛等症。

六味地黄丸适用于肾阴亏损引起的腰膝酸软，头晕目眩，梦遗滑精，消渴多饮，骨蒸潮热和手足心热等。

杞菊地黄丸适用于肝肾不足、头晕目眩、视力减退等症。

4.何首乌：滋补肝肾，补益精血，养发延年

何首乌为蓼科植物何首乌的干燥块根。最初收载于宋代《开宝本草》，明代《本草纲目》指出何首乌有"止心痛，益气血，黑髭发，悦颜色，久服长筋骨，益精髓，延年不老"的作用。《开宝本草》还有何首乌"久服令人有子"的记载。

现代医学研究证明：何首乌有抗衰老作用，可显著增强机体清除自由基和抗氧化能力，能增强机体的免疫力，显著促进机体造血功能，降低血脂，改善肝功能的作用。何首乌一般用量为10~30克。

补益调养

制首乌16克，生地黄30克，放入瓷茶壶内，开水泡取汁，代茶饮用，每隔3天换药1次，连续饮用3个月。适用于未老先衰、身体虚弱、须发早白等症。服药期间忌食动物血类食物及葱、蒜和萝卜。

制首乌15克，大枣5枚，陈皮6克，甘草3克，加水600毫升，煎至200毫升，饮汁食枣。每日分3次服完。适用于老年体虚、病后虚弱、食欲不振等症。

制首乌、枸杞子各12克，杜仲、熟地各10克，水煎服，日服1~2次，适用于肝肾精血不足、头晕眼花、腰膝酸软等症。

鲜首乌100克（如无鲜品，干首乌也可，用量30克），鸡蛋2个，将鲜首乌洗净，切片，与鸡蛋一并放入砂锅，加水煮，并加入适量葱、姜、盐，煮至蛋熟，将蛋捞出，去皮，再入内煮10分钟即可，饮汁食蛋，每日1次。适用于血虚体弱、头晕眼花、须发早白、未老先衰、遗精等症，特别适用于虚不受补的患者。

小贴士

何首乌为蓼科多年生缠绕藤本植物。根细长，末端成肥大的块根，外表红褐色至暗褐色。《本草图经》载"何首乌，今在处有之。以西洛嵩山及南京柘城县者为胜。春生苗叶，叶相对如山芋而不光泽。其茎蔓延竹木墙壁间。夏、秋开黄白花，似葛勒花。结子有棱似荞麦而细小，才如粟大。秋冬取根，大者如拳，各有五棱瓣，似小甜瓜。"植物的块根、藤茎及叶均可供药用，中药名分别为何首乌、夜交藤、何首乌叶。中药何首乌有生首乌与制首乌之分：生首乌功能解毒（载疟）、润肠通便、消痈；制首乌功能补益精血、乌须发、强筋骨、补肝肾。

5.女贞子：补益肝肾，清热明目，安五脏，养精神

女贞子为木犀科植物女贞的干燥成熟果实。女贞之名，首见于《神农本草经》。李时珍说，"此木凌冬青翠，有贞守之操，故以贞女状之"。《神农本草经》将女贞列为延年益寿的上品药物，可"主补中，安五脏，养精神，除百疾，久服肥健，轻身不老"。《本草蒙筌》中指出其"黑发乌须，强筋强力"的功效。临床多用于治疗肝肾虚证，如头晕目眩，腰酸耳鸣，遗精，须发早白，视力减退，目暗不明等症。现代医学研究证明，女贞子可以增加实验动物的冠状动脉血流量，有降脂、降血糖、降低血液黏度、抗血栓和防治动脉粥样硬化的作用，对放化疗所引起的白细胞减少有升高作用。女贞子一般用量为10～15克。

补益调养

用女贞子与菟丝子、枸杞子各50克，加低度（38°）纯粮白

酒，浸泡2周后，每日服1小杯（10～15毫升）。可滋补肝肾，益精明目，止泻缩尿，乌须发，延年益寿。

女贞子、旱莲草、熟地、枸杞各15克，水煎，早晚服，连服半月以上。可治肝肾阴血亏损引起的脱发。

女贞子、炒草决明各15克，玄参、枸杞各18克，水煎，日服2次。对老年性便秘久服效果好。

女贞子、枸杞、大枣各15克，水煎，日服2次，连服30天，治疗因化疗引起的白细胞减少。

女贞子虽补而不腻，但性质寒凉，如脾胃虚寒泄泻及阳虚者，均忌服。

6.紫河车：补肾益精，益气养血，增强免疫力

紫河车为较常用中药，始载于《本草拾遗》，为人出生时所脱掉的胎盘，经过加工干燥而成。紫河车加工方法为：将新鲜胎盘放入清水中漂洗，剔除筋膜并挑破脐带周围的血管，挤出血液，反复漂洗数次，并轻轻揉洗至洁净为止，然后用细铁丝圈在里面绷紧，四周用线缝住，放入开水锅中煮至胎盘浮起时取出，剪去边上的羊膜，再置无烟的煤火上烘至起泡，质酥松即成。

中医认为，紫河车味甘、咸，性温，入肺、心、肾经，有补肾益精、益气养血之功。《本草拾遗》言其"主气血羸瘦，妇人劳损，面黩皮黑，腹内诸病渐瘦悴者"。现代医学研究认为，紫河车含蛋白质、糖、钙、维生素、免疫因子、女性激素、黄体酮、类固醇激素、促性腺激素、促肾上腺皮质激素等，能促进乳腺、子宫、阴道、睾丸的发育，对甲状腺也有促进作用，临床用于治疗子宫发育不全、子宫萎缩、子宫肌炎、机能性无月经、子宫出血、乳汁缺

乏症等，均有显著疗效，对肺结核、支气管哮喘、贫血等亦有良效，研末口服或灌肠可预防麻疹或减轻症状。

补益调养

产后缺乳者，紫河车1具，烘干，研为细末。每次5克，每日2次，用猪蹄汤送服。

阳痿遗精、身体虚弱可用紫河车半具，冬虫夏草10克，共炖食。

肾虚精少、不孕不育可用紫河车1具，党参75克，干地黄75克，枸杞子75克，当归75克。将紫河车切碎，与四味药一并加水浸泡，煎煮3次，分次滤出药汁，合并滤液，用文火煎熬浓缩，兑入蜂蜜1000克，调匀成膏。每次3匙，清晨用黄酒冲服。

治疗各种贫血，可用紫河车30克，大枣10枚，枸杞子15克。水煎服，每日1剂。

治疗肺结核、消瘦、咳嗽、咯血，可用紫河车4份，白及2份，百部2份。烘干，研末，炼蜜为丸，每丸重约10克，每服2丸，每日3次。

神经衰弱、轻度糖尿病者，可用紫河车1具，淮山药500克。烘干，均研细末。混匀，口服。每日3次，每次15克。

白细胞减少症可用紫河车粉30克，加入500克面粉中，焙成酥饼。每日3次，2日内食完，连用1~3月。

❧ 中医方剂的组成原则

方剂一般由君药、臣药、佐药、使药四部分组成。君臣佐使的提法最早见于《内经》，在《素问·至真要大论》中有"主病之为君，佐君之谓臣，应臣之谓使"的记载。历代医家对它们的涵义各有解释。如元代李东垣说："主病之为君，兼见何病，则以佐使药分治之，此制方之要也。"明代何柏斋说："大抵药之治病，各有所主。主治者，君也；辅治者，臣也；与君药相反而相助者，佐也；引经及治病之药至病所者，使也。"可见"君臣佐使"的涵义是经过不断补充而逐渐完善的。君药是方剂中针对主证起主要治疗作用的药物，是必不可少的，其药味较少，药量相对较其他药大。臣药协助君药，以增强治疗作用。佐药是协助君药治疗兼证或次要症状，或抑制君、臣药的毒性和峻烈性，或为其反佐。使药引方中诸药直达病证所在，或调和方中诸药作用。

　　方剂按照一定结构组成后，在临床运用过程中还必须根据病证的不同阶段，病情的轻重缓急，患者的不同年龄、性别、职业，以及气候和地理环境作相应的加减化裁，方能达到切合病情、提高疗效的目的。方剂的加减变化包括药味加减、药量加减和剂型更换。药味加减变化是指方剂在君药、主证不变的情况下，随着兼证或次要症状的增减变化而相应地加减臣药和佐药，若因药味加减而引起君药和主证改变时，则属另行组方。药量加减变化是指由相同药物组成的方剂，加减其中某些药物的剂量而使方剂的功效和治疗范围有所扩大或缩小，若因药量的增减而使方剂的君药和主证完全改变时，也属重新组方。剂型更换变化是指同一方剂，由于选用不同剂型而使治疗作用发生相应变化。

❧ 中医常用的补气方剂

气血是构成人体和维持人体生命活动的基本物质。在生理功能上，二者相互依存，相互制约，相互为用。气为血之帅，血为气之母。故在补血方剂中常配伍党参、白术、黄芪之类以益气生血。如当归补血汤之用当归配黄芪，归脾汤之用当归、龙眼肉配黄芪、人参、白术等，均属此例。基于气生于血，而在补气剂中，补气药物又多属甘温，用之太过，则易伤血，故补气方中常配伍当归等养血药物。如补中益气汤用当归以补血，可使补气升阳不致化燥以耗血。

1.四君子汤：功专益气健脾

四君子汤（《太平惠民和剂局方》）

【组成】人参、白术、茯苓各9克，炙甘草6克，水煎服。

【功用】益气健脾。

【主治】脾胃气虚证。面色萎白，语音低微，气短乏力，食少便溏，舌淡苔白，脉虚弱。

【方析】本方主治脾胃气虚。脾胃为后天之本，气血生化之源。脾胃虚弱，则气血生化不足，气不华色，故面色萎白；脾主四肢肌肉，脾失健运，水谷精气不能养四肢，故见神疲乏力，肢体倦怠；脾为肺之母，生养肺金，脾气一虚，则肺气先绝，故症见少气懒言，语音低微。脾失健运，胃纳不振，湿浊内生，故饮食减少，大便溏薄。舌淡，苔薄白，脉虚弱皆为气虚不足之象。

治宜补气健脾。脾为太阴湿土之脏，喜甘恶苦，喜补恶攻，喜燥恶湿，喜运恶滞。人参为君，补气健脾。白术健脾燥湿，助脾动化，为臣药。茯苓渗湿健脾，为佐药。炙甘草甘温，益气和中，调和诸药，为佐使药。参、术同用，益气健脾之力倍增；苓、术同用，一走一守，除湿化浊之功益彰；参、术以补虚为主，茯苓渗湿泻浊，三味同用，一补一燥一泻，补脾气，燥脾湿，补中寓泻，补中有行，补而不滞，补不助邪。诸药同用，正与脾喜甘、喜燥、喜运的特性相宜，能使脾胃之气旺，中焦之湿浊除，则运化复健。共奏益气健脾之效。本方药性平和，温而不燥，补而不滞，泻不伤正，犹如君子谦和温厚之德，故方名"四君"，被后尊为补气的基础方。

【证治要点】本方是治疗脾胃气虚证的常用方，亦是补气的基本方，后世众多补脾益气的方剂均从此方衍化而来。临证以面色萎白，食少乏力，舌淡苔白，脉虚弱为证治要点。

【加减变化】若消化不良，嗳腐吞酸者，加山楂、麦芽、神曲等以消食导滞；若呕吐者，加半夏、陈皮以降逆上呕；胸膈痞满者，可加枳壳、陈皮以行气宽胸；心悸失眠者，加枣仁以宁心安神；兼肾阳虚者，加附子以温肾助阳。

【现代应用】现代常用本方治疗消化不良、慢性胃炎、胃及十二指肠溃疡、乙型肝炎、冠心病、慢性肾炎氮质血症、经前期紧张综合征、子宫肌瘤、小儿低热、感染后脾虚综合征、乳糜尿等属脾气虚者。

临床经验

消化性溃疡病用本方加味：党参15克，白术12克，茯苓10克，甘草6克，黄芪15克，三棱10克，乌贼骨15克。每日1剂，水煎服。

尤其对脾虚型的患者效果较好。

慢性胃炎用本方加味：党参15克，白术12克，茯苓10克，甘草6克，黄芪10克，枳壳10克，鸡内金10克。每日工剂，水煎服。

慢性肝炎用本方加味：党参15克，白术12克，茯苓10克，甘草6克，黄芪10克，柴胡6克，当归10克，白芍10克。每日1剂，水煎服。

子宫肌瘤用本方加味：党参30克，白术24克，茯苓15克，甘草9克，莪术30克，三棱30克，牛膝15克。每日1剂，水煎服。

经前紧张综合征用本方加味：黄芪20～40克，附子10～20克。每日1剂，水煎服。有满意效果。

小儿低热用本方加味：党参15克，白术、茯苓各6克，炙甘草3克，山药10克。每日1剂，水煎服。

此外，本方还可用于胃癌、食道癌、乳腺癌、肺癌等肿瘤的辅助治疗。

2.参苓白术散：脾虚夹湿证，兼能祛湿止泻

参苓白术散（《太平惠民和剂局方》）

【组成】莲子肉9克，薏苡仁9克，缩砂仁6克，桔梗6克，扁豆12克，茯苓15克，党参12克，炙甘草6克，炒白术15克，山药15克，水煎服。

【主治】脾虚夹湿证。症见面色萎白，形体消瘦，语言低微，气短乏力，食欲不振，胸脘痞闷，恶心呕吐，肠鸣泄泻，咳嗽痰多色白，舌淡苔白腻，脉虚缓。

【方析】脾主运化，包括运化水谷精微和运化水液两个方面。若脾气虚弱，运化失职，则气血生化不足，肢体失于濡养，故症见食欲不振，四肢无力，形体消瘦，面色萎黄；肺金失养，则语言低微，少气懒言；脾虚不能运化水液，使湿浊内生，湿滞气阻，则胸脘痞满；胃失和降则恶心呕吐；痰湿犯肺，则咳嗽痰多色白；湿浊下注，则症见肠鸣腹泻。舌淡苔白腻，脉虚缓为气虚湿盛之象。

针对脾虚湿盛之证，治宜健脾渗湿。方中人参益气健脾，山药补脾止泻，白术健脾燥湿，三味同用，补虚、燥湿、止泻，为君药。扁豆健脾化湿，茯苓渗湿健脾，与白术同用，健脾除湿之效益彰；莲子肉健脾止泻，合山药则健脾涩肠止泻作用更强，为臣药。薏苡仁利水渗湿，兼能健脾，助茯苓利水渗湿健脾；砂仁芳香化湿，理气和胃，既能助苓术薏仁除湿，又能畅达中焦气机助脾运化；桔梗开宣升提，宣肺利气，以通调水道，使气化湿化，同时又可载药上行，以益肺气。以上三味利水、行气、宣肺同用，重在化中焦之湿浊，使湿化气行，痞满胀闷、呕恶腹泻之症自除，且脾不为湿所困，则运化健旺，气血生化有源，五脏得以滋养。炙甘草益气和中，调和诸药，为使药。本方配伍特点是补中有泻，标本兼顾，降中有升，行中有止，补而不滞，泻不伤正。诸药合用，补脾胃之气，化中焦之湿，畅中州之气，以复脾胃纳化健运之职。

由于本方补脾益气，渗湿化浊，使脾胃气旺，生化有源，则肺金得养，且方中兼以桔梗载药上行入肺经，故亦可用于肺气虚弱，痰湿内阻之证，体现"培土生金"之法。

【证治要点】本方具有健脾渗湿止泻之功，临床运用以食少乏力，脘腹痞满，肠鸣泄泻，苔白腻，脉濡缓为证治要点。

【加减变化】若兼里寒而腹痛者，加干姜、肉桂以温中祛寒止痛；纳差食少者，加焦三仙以消食和胃；痰多者加半夏、橘红燥湿化痰；久泄不愈，气虚显著者，加黄芪、升麻、葛根升阳止泻；白带量多者，加白果、芡实等以收涩止带；慢性肾炎蛋白尿日久不消者，加玉米须、黄芪。

【现代应用】常用于慢性胃肠炎、贫血、肺结核、慢性支气管炎、慢性肾炎及妇女带下病等属脾虚夹湿者。

【使用注意】若腹泻属热迫大肠、湿热下注、食积不化者，均不可用本方加减。

3.补中益气汤：长于升阳举陷，有甘温除热之功

补中益气汤（《脾胃论》）

【组成】黄芪18克，党参10克，当归6克，橘皮8克，升麻4克，柴胡4克，白术9克，炙甘草6克，水煎服。

【功用】补中益气，升阳举陷。

【主治】脾胃气虚证，症见饮食减少，体倦肢软，少气懒言，面色㿠白，大便稀溏，脉大而虚软。气虚下陷证，症见脱肛、子宫脱垂，久泻，久痢，崩漏等，气短乏力，舌淡，脉虚者。气虚发热证，症见身热，自汗，渴喜热饮，气短乏力，舌淡，脉虚大无力。

【方析】本方治证系因饮食劳倦，损伤脾胃，以致脾胃气虚，清阳下陷。《脾胃论》说："饮食不节则胃病"，"形体劳倦则脾病"。脾胃为营卫气血生化之源，脾胃气虚，受纳与运化不及，故饮食减少，少气懒言，大便稀薄；气虚下陷，清阳不升，故脱肛、子宫下垂等；脾胃居于中州，为升降之枢轴，脾胃虚弱，枢轴不运，加之清阳不升，变生湿浊，流注下焦，阻隔阴阳水火之升降，使阳气内郁而不得泄越，故身热自汗；但内伤发热，时发时止，手心热甚于手背，与外感发热、热甚不休，手背热甚于手心者不同。舌淡苔白，脉虚者皆为气虚之象。

上述诸证皆因脾虚不升所致，脾喜补恶攻，喜燥恶湿，喜运恶

滞，以升为健。治以甘辛温为主，以补气升阳。正如《脾胃论》中所云："伤其外有余，有余者泻之；伤其内为不足，不足者补之。内伤不足之病，苟误认作外感有余之病而反泻之，则虚其虚也。"方中黄芪甘温补中益气，升阳举陷，为君药。人参、炙甘草甘温益气，助黄芪补益之力，白术甘苦温燥健脾燥湿，为臣药，补脾燥湿。陈皮辛温香燥，理气燥湿，以助脾运，使诸药补不壅中；少量升麻、柴胡辛散轻扬之品，升举清阳，助君药升举之力；当归甘温养血和营，共为佐药。炙甘草调和药性，为使药。方中用药以辛甘温燥为主，甘温补益、辛温升提、行气，苦温燥湿，补、升、行、燥兼顾，使气虚得补，气陷得升，且能燥湿运脾，补不壅中，使脾气旺，清阳升，运化健，气血生，则诸证自愈。

【证治要点】本方为甘温除热的代表方，具有补气健脾，升阳举陷的作用，临床运用以体倦乏力，少气懒言，面白无华，脉虚软无力为证治治要点。

【加减变化】若兼腹中痛者，加白芍以柔肝止痛；头痛者，加蔓荆子川芎；头顶痛者，加藁本、细辛以疏风止痛；咳嗽者，加五味子、麦冬以敛肺止咳；兼气滞者，加木香、枳壳以理气解郁。本方亦可用于虚人感冒，加苏叶少许以增辛散之力。

【现代应用】本方在临床中应用甚广，如内脏下垂、久泻、久痢、脱肛、重症肌无力、乳糜尿、慢性肝炎等；妇科之子宫脱垂、妊娠及产后癃闭、胎动不安、月经过多；眼科之眼睑下垂、麻痹性斜视等，属脾胃气虚或中气下陷者，均可加减应用。

【使用注意】阴虚发热及内热炽盛者忌用。

4.生脉散：养阴生津用于气阴不足证

生脉散（《医学启源》）

【组成】人参9克，麦门冬9克，五味子6克，水煎服。

【功用】益气生津，敛阴止汗。

【主治】温热、暑热，耗气阴证，症见汗多神疲，体倦乏力，气短懒言，咽干口渴，舌干红少苔，脉虚数。久咳肺虚，气阴两虚证，症见干咳少痰，短气自汗，口干舌燥，脉虚细。

【方析】本方治证为温热、暑热之邪，耗气伤阴，或久咳肺虚，气阴两伤而致。因暑为阳邪，热蒸汗多，最易耗气伤津，导致气阴两伤，故汗多、神疲、体倦、气短、咽干、脉虚。咳嗽日久伤肺，气阴不足者，亦可见上述征象，治宜益气养阴生津之法。方中人参甘温，益气生津以补肺，肺气旺则四脏之气皆旺，为君药。麦门冬甘寒，养阴清热，润肺生津，为臣药。人参、麦冬合用，则益气养阴之功益彰。五味子酸温，敛肺止汗，生津止渴，为佐药。气复阴存，脉道得充，则脉象复生，故名"生脉"。《医方集解》说："人有将死脉搏绝者，服此能复生之，其功甚大。"至于久咳肺虚，气阴两伤证，取其益气养阴，敛止咳，以求本图治，使气阴两复，肺润津生，诸症得除。

【证治要点】本方是治疗气阴两虚证的常用剂。以体倦，气短，咽干，舌红脉虚为证治要点。

【加减变化】方中人参性味甘温，若属气阴不足，阴虚有热者，可用西洋参代替；病情急重者，全方用量宜加重。

【现代应用】现代常用于肺结核、慢性支气管炎、神经衰弱以及心脏病心律不齐属气阴两虚者，均可加减应用。改为注射液后，临床常用于治疗急性心肌梗死、心源性休克、中毒性休克、失血性休克及冠心病、内分泌等疾病属气阴两虚者。

【使用注意】若属外邪未解，或暑病热盛，气阴未伤者，均不宜用。久咳肺虚，亦应在阴伤气耗，纯虚无邪之时，方为适当。

临床经验

生脉散治气脱（呼吸衰竭）:吴某，男，12岁。患儿高热、嗜卧、头痛、呕吐已一天。入院后体温40℃持续不退，经西医检查，诊断为乙型脑炎。下午惊厥抽筋发作不停，晚上9时呼吸衰竭，西医注射洛贝林及其他急救措施，呼吸衰竭不见好转，整夜轮流进行人工呼吸。脉微细带数，为气阴欲竭，急当益气救阴，处以大剂生脉散：党参30克，麦冬30克，五味15克，水煎鼻饲。服药4小时后呼吸逐渐好转，继以白虎汤合生脉散治疗。次日，痰多黏腻，加安宫牛黄丸及温胆汤等，住院一个月痊愈出院。从此后每见乙脑病呼吸衰竭，即煎生脉散与服，都收到预期的疗效。

按：中西医对乙脑（暑温）的治疗，认为重点在于控制三关：高热关、痉挛关和呼吸衰竭关。发现患儿高热引起痉挛抽筋，抽筋频繁，则引起呼吸衰竭，所以首先要降温，镇痉息风，清热解毒，养阴化痰为主治疗。后期出现呼吸不利，大汗淋漓，大多由于高热、多汗，气阴耗竭所致，急煎大剂生脉散益气救阴而固脱。

❧ 中医常用的补血方剂

补血剂为补益方剂之一，适用于营血亏虚所引起的一切病证。为了提高补血方剂的疗效，除用补血药外，常根据病情的需要，再酌情配伍其他一些药物。下面谈谈补血剂的配伍及应用。补血剂的配伍一补血药配伍补气药血与气，在生理和病理上均有密切的关系，《内经》中就提出了血与气是"异名而同类"，血有"和调于五脏，洒陈于六腑"之功，气有"熏肤、充身、泽毛"之用，共同维持机体的生命活动。血属阴、气属阳，"气为血之帅，血为气之母"，血的生成依赖于气化，血的运行也靠气的鼓动。为了提高补血方剂的疗效，除用补血药外，常根据病情的需要，再酌情配伍其他一些药物。

1.四物汤：养血调血，俗语曰"女不离四物"

四物汤（《仙授理伤续断秘方》）

【组成】熟地黄12克，当归9克，白芍药9克，川芎6克，水煎服。

【功用】补血和血。

【主治】营血虚滞证。心悸失眠，头晕，头晕目眩，面色无华，妇人月经不调，量少或经闭不行，脐腹作痛，舌淡，脉细弦或细涩。

【方析】本方所治之证为营血亏虚，血行不畅所致。肝为藏血之脏，主疏泄，其体合筋，开窍于目，血虚不足，肝木失荣，故头晕目眩，两目干涩，筋肉瞤动，甚或麻木。心主血，藏神，血虚则无以养心，以致心神不宁，故心悸失眠。营血亏虚，则唇爪失于濡养，故苍白无华。妇人以血为用，营血亏虚，冲任失养，故月经失调，经少或经闭不行，经行腹痛。舌淡脉细涩，亦为血虚之象。

血虚不足，体失所养，治当养血和营。方中熟地味厚滋腻，可"生精血，补五脏内伤不足"（《本草纲目》），滋阴补血，填精益髓，芍药养血柔肝，敛阴和营，二味为血中之血药，阴柔主静，以补有形之阴血为主；当归活血之中兼能养血润燥，又是妇科调经之要药，川芎辛香走窜，活血行气，开郁止痛，二味为血中之气药，辛温主动，温血之阳而能行血。补血有助于行血，祛瘀有助于生新，补中有行，散中有收，燥润相济，动静结合，阴阳兼备，补血而不滞血，活血而不伤血，两者相辅相成，共奏养血和血之功，使血虚能补，血燥能润，血滞能通，血溢能止，因而被后世看作是理血的基础方，又做为调经的要方。

【证治要点】临床以心悸头晕，面色无华，舌淡，脉细为证治要点。

【加减变化】四物汤的药物剂量，原书为各等分，《谦斋医学讲稿》认为：“一般用作养血的用量，熟地、当归较重，白芍次之，川芎又次之；在不用熟地时，白芍的用量又往往重于当归。这是用四物汤平补血虚的大法”。《蒲辅周医疗经验》中说：“此方为一切血病通用之方。凡血瘀者，俱改白芍为赤芍；血热者，改熟地为生地。川芎量宜小，大约为当归之半，地黄为当归的二倍”，这些对本方的运用具有指导意义。临证使用时可据证加减，若兼气虚者，加人参、黄芪以补气生血；以瘀血为主者，加桃仁、红花，白芍易赤芍，以加强活血祛瘀之力；血虚有寒者，加肉桂、炮姜、吴茱萸以温通血脉；血虚有热者；加黄芩、丹皮，熟地易生地，以清热凉血；妊娠胎漏者，加阿胶、艾叶，以止血安胎。

【现代应用】本方对妇女月经不调、胎产疾病、荨麻疹等慢性皮肤病、骨伤科疾病，以及过敏性紫癜、神经性头痛等属营血虚滞者，均可应用。

【使用注意】对于阴虚发热，以及血崩气脱之证，非其所宜。

2.归脾汤：益气生血，兼能健脾养心

归脾汤（《济生方》）

【组成】白术9克，茯神9克，黄芪12克，龙眼肉12克，酸枣仁12克，人参6克，木香6克，甘草炙3克，当归9克，远志6克，姜枣为引，水煎服。

【功能】益气补血，健脾养心。

【主治】心脾气血两虚证，症见心悸怔忡，健忘失眠，盗汗虚热，体倦食少，而色萎黄，舌淡，舌淡，苔薄白，脉细弱。脾不统血证，症见便血，皮下紫癜，妇女崩漏，月经起前，量多色淡，或淋漓不止，舌淡，脉细者。

【方析】本方所治因思虑太过，劳伤心脾，以致心脾两虚，气血不足。心藏神而主血，脾主思而统血，思虑劳倦过度，损伤心脾。脾胃为气血生化之源，脾虚则气衰血少，心无所养，不能藏神，故心悸怔忡，健忘失眠，脾气虚弱，运化失健，则体倦食少；脾气虚则统摄无权，故便血，皮下紫癜，妇女崩漏下血等。气血虚弱，则舌淡，苔薄白，脉细弱。

本证以心脾气血两虚为其基本病机，治宜益气健脾，养血补心。方中黄芪甘微温补脾益气；龙眼肉甘温，既能补脾气，又能养心血，共为君药。人参、白术甘温补气，与黄芪相配，加强脾益气之功，当归甘门辛微温，滋养营血，与龙眼肉相伍，增加补心养血之效，均为臣药。茯神、酸枣仁、远志宁心安神；木香理气醒脾，与补气养血药配伍，使之补不碍胃，补而不滞，俱为佐药。炙甘草补气健脾，调和诸药，为使药。用法中加姜、枣调和脾胃，以资生化。诸药同用，心脾同治，重点在脾，使脾旺则气血生化有源。方名归脾，意即在此。气血并补，但重用补气，

使旺而血生。方中黄芪配当归，寓当归血汤之意，使气旺则血自生，血足则心有所养。

【证治要点】本方是治疗心脾气血不足的学用方。以心悸失眠，体倦食少，便血及崩漏，舌淡，脉细弱为证治要点。

【现代应用】常用于胃及十二指肠溃疡出血、功能性子宫出血、再生障碍性贫血、血小板减少性紫癜、神经衰弱、心脏病等属心脾气血两虚及脾不统血者。

【加减变化】用于崩漏下血偏寒者，可加艾叶炭、炮姜炭以温经止血；若偏热者，加生地炭、阿胶珠、棕榈碳以清热止血。

【使用注意】若痰多湿盛者，慎用。

临床经验

余某，女，66岁，6天前来诊。自述心前区疼，胸闷5年多了，经常失眠，做噩梦，劳累，生气后病情加重，现患糖尿病7年，冠心病、高血压6年，一直在服西药。查体见心悸，面色无华，失眠多梦，健忘，舌淡红。脉象浮数（是因昨晚失眠所致），诊断为心脾两虚。

处方：人参12克，黄芪30克，白术30克，桂圆肉12克，炙甘草10克，云茯苓30克，远志15克，炒枣仁30克，木香6克，桂枝30克，麦门冬20克，神曲30克，合欢皮30克，夜交藤30克，五味子30克，沙参30克，生姜6克，大枣6个。共6剂，水煎服，日1剂。服药3次效果显现。

附：当归补血汤：重在益气生血

当归补血汤（《内外伤辨惑论》）

【组成】黄芪30克，当归6克，水煎服。

【功能】补气生血。

【主治】血虚发热证。肌热面红，烦渴欲饮，脉洪大而虚，重按无力。亦治妇人经期、产后血虚发热头痛，或疮疡溃后，久不愈合者。

3.炙甘草汤：气血双补，滋阴温阳，复脉定悸

炙甘草汤（又名复脉汤）（《伤寒论》）

【组成】炙甘草12克，生姜10克，桂枝12克，人参8克，生地黄30克，阿胶8克，麦门冬10克，麻仁10克，大枣10枚，酒、水各半煎服。

【功用】滋阴养血，益气温阳，复脉止悸。

【主治】阴血不足，阳气虚弱证，症见脉结代，心动悸，虚羸少气，舌光少苔或质干而瘦小者。虚劳肺痿，症见咳嗽，涎唾多，形瘦短气，虚烦不眠，自汗盗汗咽干舌燥，大便干结，脉虚数。

【方析】本方原治伤寒脉结代，心动悸，系由阴血不足，阳气虚弱所致。正常的脉搏要靠阴血以充脉道，阳气温煦推动，则脉律整齐，和缓有力。若阴血不足，血脉无以充盈；阳气虚弱，无力鼓动血行，则脉体不相接续，故见脉结代；阴血亏虚，阳气虚弱，心失温养，则心动悸。气血亏虚，脏腑失养，则形体羸瘦，咽干口燥，大便干结，舌干红少苔。若气阴亏虚，肺金失养，清肃之令，津液不得布散，则咳嗽短气，喜唾涎沫。阴血不足，虚热内扰，则虚烦不眠，盗汗。

针对脉结代，要复其脉，须得阴血满盈，阳气充盛，则脉象可复，脉体可续。故治宜滋心阳，养心血，益心气，温心阳，以复脉定悸。方中重用生地黄滋阴养血为君，《名医别录》谓地黄"补

五脏内伤不足，通血脉，益气力"。配伍灸甘草、人参、大枣益心气，补脾气，以资气血生化之源；阿胶、麦冬、麻仁滋心阴，养心血，充血脉，共为臣药。佐以桂枝，生姜辛温走散，振奋心阳，温通血脉，鼓舞血行。诸药合用，使阴血足而血脉充，阳气旺而心脉通，则脉体可复可续。如此阴阳气血并补。使气血充足，阴阳调和，悸定脉复，故本方又名"复脉汤"。用法中加酒煎服，以清酒辛热，可温通血脉。

【证治要点】本方为阴阳气血并补之剂。以脉结代，心动悸，虚羸少气，舌光少苔为证治要点。

【加减变化】方中加酸枣仁、柏子仁以增强养心安神定悸之力，或加龙骨、磁石以资助重镇安神之功。

【现代应用】常用于功能性心律不剂、期外收缩，有较好效果。对于冠心病风湿性心脏病、病毒性心肌炎、甲状腺功能亢进等而有心悸、气短、脉结代，属阴血不足，心气虚弱者均加减应用，并可用于气阴两伤之虚劳干咳等。

【使用注意】本方药性偏于温燥，阴虚火旺者慎用。

❧　中医补气养血方剂功效与主治的异同

异同 方名	功效		主治	
	相同	不同	相同	不同
四君子汤	补气	功专益气健脾	气虚证	脾胃气虚，运化无力证。症见面色无华，短气懒言，肢倦乏力，食少便溏，舌淡苔白，脉虚软
参苓白术散		兼能祛湿止泻		脾气虚弱，湿阻中焦证。症见食少乏力，脘腹痞满，肠鸣泄泻，苔白腻，脉濡缓
补中益气汤		长于升阳举陷，有甘温除热之功		脾胃气虚，清阳下陷证。症见发热，少气懒言，四肢乏力，舌淡苔白，脉虚
生脉散		兼能养阴生津		气阴不足证。症见气短口渴多汗，咽干口燥，脉虚弱
四物汤	补血	养血调血，兼能理冲调经	血虚诸证	营血虚滞证。症见心悸头晕，唇甲无华，面色萎黄，舌淡脉细
当归补血汤		重在益气生血		血虚发热证。症见肌热面赤，渴喜热饮，脉大而虚，重按无
归脾汤		益气生血，兼能健脾养心		气血不足，心脾两虚证。症见心悸失眠，体倦食少，便血及崩漏，舌淡，脉细弱
炙甘草汤		气血双补，滋阴温阳，复脉定悸		阴血不足，阳气虚弱证。症见脉结代，心动悸，虚羸少气，舌光少苔

✍ 常见的补气养血中成药

中成药补气血也有讲究，因为"虚则补之"是应用补益药最关键的一点，也就是说人体的气血阴阳中某一方面或几方面不足时，才能进补。补益药也是药，各自有着不同的偏性，并非人人都可以随便服用。如果不了解自身体质而贸然进补，易导致人体的气血、阴阳平衡失调，不仅无益，反而有害。所以在应用下列补益中成药时最好在医生的指导下进行。

1.四君子丸

【组成】党参、白术（炒）、茯苓、甘草（炙）。

【功能】益气补中，健脾养胃。

【主治】脾胃气虚，运化乏力。

【注意事项】阴虚血热者慎用。合剂，服用时振摇。密封贮藏，置室内阴凉处。

【用法及用量】口服：水丸剂，成人，每次3～6克，每日3次；合剂，每次15～20毫升，每日3次，温开水送服。小儿酌情减量。

【剂型及规格】水丸剂：每瓶100克，每袋装3克、6克、60克、250克。合剂：每瓶装100毫升。

2.六君子丸

【组成】党参、白术（麸炒）、茯苓、半夏（制）、陈皮、甘草（蜜炙）。

【功能】健脾止泻。

【主治】用于脾胃虚弱，消化不良，腹痛便溏。

【用法及用量】水丸：口服，每次9克，每日2次，温开水送服。

【剂型及规格】水丸：每20丸重约1克。

3.人参归脾丸

【组成】人参、薏苡仁、酸枣仁、远志、甘草等。

【功能】益气健脾，养血安神。

【主治】用于心脾两虚，气短心悸，贫血头晕，肢倦乏力，食欲不振，崩漏便血。

【用法及用量】大蜜丸：每次1丸；小蜜丸：每次9克；水蜜丸：每次6克，每日3次；片剂：每次4片，每日2次，用温开水或生姜汤送服。

【剂型及规格】大密丸：每丸重9克；水蜜丸；小蜜丸；片剂：每片0.3克相当原生药0.98克。

4.人参养荣丸

【组成】人参、白术、茯苓、甘草、当归等。

【功能】温补气血，养心安神。

【主治】本方系补气补血，宁心安神之剂，多用于气虚血亏，失眠怔忡，面色白，疮口久久不敛等病。运用本丸的基本指征是：形瘦神疲，食少无味，惊悸健忘，虚热自汗，皮肤干燥或毛发脱落，或溃疡血气不足而寒热不退，疮口不敛，舌淡胖苔薄白，脉虚弱。临床具体运用如下。

（1）虚劳：表现面色白，四肢倦怠，饮食减少，自汗盗汗，毛发脱落，舌淡白，脉虚弱者。西医诊断之再生障碍性贫血，缺铁性贫血，营养不良性贫血，结核病恢复期，低血压，产后及病后虚弱等症，见有上述表现者，用此丸治之。

（2）惊悸怔忡：多为气血虚弱引起，表现为头晕目眩，面色无华，神疲乏力，时时心悸，惕惕不安，健忘少寐者。西医诊断之神经官能症，神经衰弱等，见有上述表现者，可服之。

【注意事项】因心火亢盛，灼伤阴液所致的心悸失眠等忌用。贮藏方法：密闭，置阴凉干燥处保存。

【用法及用量】口服：成人每次1丸，每日2次。温开水送下。

【剂型及规格】蜜丸剂：每丸重9克（含药量约4克），每盒10丸。

5.人参健脾丸

【组成】人参、白术、茯苓、山药、陈皮等。

【功能】健脾益气，消食和胃。

【主治】脾胃虚弱，消化不良，食欲不振，脘胀呕恶，腹痛便溏，小儿疳积。

【注意事项】忌油腻生冷。

【用法及用量】口服：每次2丸，每日2次，小儿酌减。

【剂型及规格】蜜丸：每丸重6克。

6.补中益气丸

【组成】黄芪（蜜炙）、党参、甘草（蜜炙）、白术（炒）等。

【功能】健脾益胃，补气养血。

【主治】气血虚弱，中气不足引起的气短烦闷，咳嗽喘息，畏风自汗，头晕耳鸣，脾虚之泻，脱肛，妇女子宫下垂。

【注意事项】忌食生冷。肾虚者不宜服用。

【用法及用量】口服：每次6克，每日2次。

【剂型及规格】水丸：每50粒重3克，每瓶60克、120克。

7.参苓白术丸

【功能】补气健脾，调中止泻。

【主治】由脾胃虚弱引起的食欲不振，脘腹胀满，大便溏泻，身体消瘦，四肢无力，精神疲倦等症。

【注意事项】孕妇不宜服用，忌食生冷物品。

【用法用量】口服：一次6克，一日2次。

【剂型规格】水丸：每袋装9克、18克。

8.香砂六君丸

【功能】补脾胃。

【主治】脾胃虚弱，而兼痰湿。

【注意事项】感冒忌服，孕妇忌服。忌食生冷及不易消化食物。密闭贮藏，置室内阴凉处。

【用法用量】口服：水丸，成人每次服6～9克，每日服2～3次；片剂，成人每次服4～6片，每日2～3次。温开水送服。合剂，成人每次服10～15毫升，每日3次。用前摇匀。

【剂型规格】水丸剂：每50粒重3克；片剂：每片重0.46克，每瓶装80片、100片。合剂：每瓶装500毫升。

9.黄芪健中丸

【组成】桂枝、白芍、炙甘草、生姜、大枣等。

【功能】建中益气。

【主治】虚劳里急诸不足。

【注意事项】忌气恼寒凉。密闭贮藏，防潮，置室内阴凉处。

【用法及用量】口服：成人每次1丸，每日3次。7岁以上儿童服成人1/2量，3～7岁之间服1/3量。

【剂型及规格】蜜丸：每丸重9克。

10.十全大补丸

【组成】党参、白术、茯苓、甘草、当归等。

【功能】益气养血，温中补阳，通利血脉，健脾补肾。

【主治】凡属气血两虚引起的病证均可使用此药。

（1）贫血：各种原因引起的贫血，症见面色苍白、气短乏力、头晕心悸。

（2）月经失调：气血两虚引起的月经期提前或错后，量多或量少、色淡质稀、行经时腹部隐痛。

（3）疮疡痈疽：气血亏虚引起痈疽久不收口或疮疡不能透发及溃破后脓液清稀日久不愈。

（4）自汗：经常自汗出，伴畏风寒，易伤风感冒，用此药以扶正祛邪，固表止汗。

【注意事项】内有实热者不宜服用。本药毒副作用很小，一般临床未见有不良反应。本药宜阴凉、干燥处贮藏。

【用法及用量】口服：成人每日三次，每次1丸或10毫升。

【剂型及规格】蜜丸：每丸重10克。

11.八珍益母丸

【组成】益母草、党参、白术、茯苓、甘草等。

【功能】补气血，调月经。

【主治】用于妇女气血两虚，体弱无力，月经不调；又治疗经腹痛，白带过多，腰酸倦怠，不思饮食。

【注意事项】孕妇慎用，月经频至月经量多者忌服。个别人服后出现大小不一的红色皮疹者，停药后即可迅速消失。

【用法及用量】口服：大蜜丸每次1丸；小密丸每次9克；水蜜丸每次6克，均每日2次，温开水服用。

【剂型及规格】大蜜丸：每丸重10克；小蜜丸；水蜜丸。

12.乌鸡白凤丸

【组成】乌鸡（去毛爪肠）、鹿角胶、人参、鳖甲（制）、牡蛎（煅）等。

【功能】补气养血，调经止带。

【主治】气血两虚所致病证。

【注意事项】孕妇忌服。湿热内盛者慎用。忌生冷辛辣油腻苋菜之物。贮藏宜置阴凉干燥处。

【用法及用量】口服：每次1丸，每日2次，温开水送服。

【剂型及规格】蜜丸：每丸重9克。

小贴士

许多女性对乌鸡白凤丸多不陌生，闺蜜们在一起闲聊时，听到有谁白带过多、月经不调，甚至谁脸上长斑、体弱多病，都会建议她用乌鸡白凤丸治疗。乌鸡白凤丸俨然成了女性的"万用补药"。然而在实际应用之后，她们发现：同样是月经不调，有的用了有效，有的则毫无改善，甚至月经越调越乱。这是什么原因？乌鸡白凤丸究竟是怎样一种药呢？

乌鸡白凤丸出自《济阴纲目》，由乌鸡、人参、黄芪、鹿角胶、鹿角霜、桑螵蛸、当归、川芎、白芍、生地、丹参、牡蛎、银柴胡、鳖甲、天冬、山药、芡实、制香附等20味中药制成。其中，黄芪、人参补气；鹿角胶、鹿角霜补肝肾；桑螵蛸补肾助阳；当归、川芎、白芍、生地4味为补血代表方——四物汤，有滋阴活血止痛之功；丹参、牡蛎活血安神；银柴胡、鳖甲清虚热；天冬滋阴；山药、芡实补脾去湿；制香附温经理气。从以上组方不难看出，乌鸡白凤丸具有养血、补气、阴阳双补的作用，适合治疗由气血亏虚引起的月经不调、崩漏带下、行经腹痛等病症。也就是说，乌鸡白凤丸只对那些由气血亏虚引起的病症有效，对由其他因素引起的妇科病症疗效不佳。